〈野口式〉
ソフトカイロ療法

——あなたもできるやさしい治療マニュアル——

医学博士／野口ソフトカイロ整体院院長

野口泰男

はる書房

ごあいさつがわりに

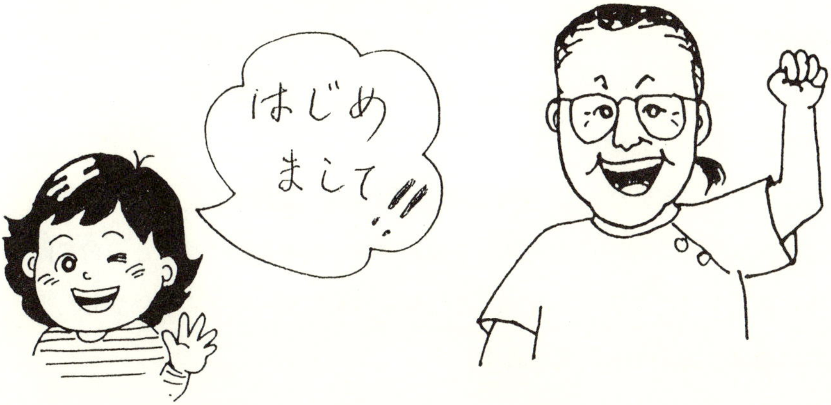

毎日検査と注射、そして薬漬けで、ついに妻の病気を治すことができなかった現代医療の対症療法に絶望し、私は妻の死を無駄にしないために、薬や注射、手術等をしないでも病気を治せる根本療法のできる治療家になる決心をしました。

そして、カイロプラクティックやその他の「無薬療法」を研究して行くうちに、私は、古来より人類にとっての夢であり悲願でもあった『健康で長寿を保つ秘訣』の発見に挑戦していました。約7年の研究と実証の結果、ついに私にでき得る最高の方法を取り纏めました。

ここに私は病気予防はもちろん、健康回復をも自分でできる画期的な『野口式健康管理法』を発表すると同時に、健康と病気について、そして21世紀の健康管理はどうあるべきかについてもできるだけ詳しく私の考えを申し上げたいと思います。これによって一人でも多くの人々が病苦から解放されれば、私にとってこれ以上の喜びはありません。

ご縁があってこの本を目にされたあなたに私から健康という贈り物を差し上げるのです。できるだけやさしくわかりやすく書いたつもりですが、わからないところは繰り返し読んでいただき、是非理解していただけるよう心からお願いします。

この本をご覧になって『野口式健康管理法』「健康で長寿を保つ秘訣」「自分でできる治療法と健康法」を実行されるあなたは、必ずご自分の健康に自信を持てるようになり、これからの人生を明るく希望に満ちたものにできることをお約束します。

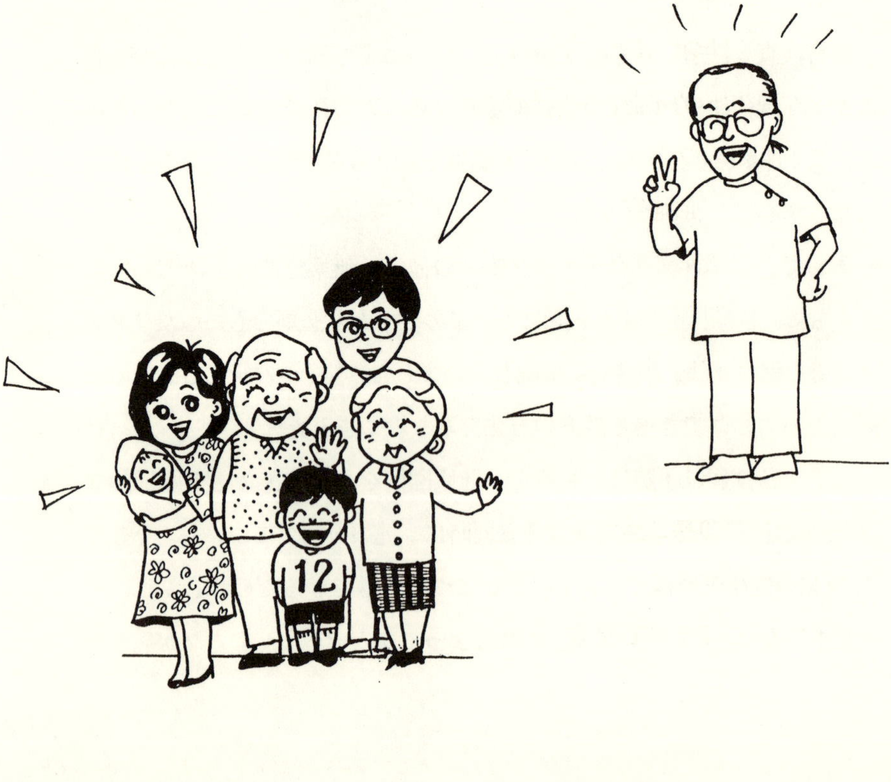

目次

ごあいさつがわりに———3

紹介編　野口式ソフトカイロとは

1 野口整体院のある日の治療風景———13

2 治癒および改善した代表的症例———23

2-1 平成8年度-10例／23

2-2 平成9年度-10例／24

2-3 平成10年度-10例／25

2-4 平成11年度-10例／26

3 野口式ソフトカイロ誕生まで———29

3-1 野口式ソフトカイロ療法の特色／29

3-2 どうして治療家になる決心をしたのか？／31

3-3 短期間で最高の治療家になるために／33

3-4 野口式は色々な治療法から成り立っている／35

3-5 野口式ソフトカイロ根本療法の誕生（礒谷《いそがい》療法との出会い）／37

理論編　現役100才人生の勧め

4 健康と病気の基本認識の改革———43

4-A 世の中すべてバランスで成り立っている／43

4-B 物事にはすべて原因（動機）と結果が存在する／43

4-C 人間や動物には自己治癒力が備わっている／44

5 病気発生の３大原因とその対策 45

5-1 身体のバランスが崩れると病気になる。その対策は？／45

5-2 栄養のバランスが崩れると病気になる。その対策は？／46

5-3 環境のバランスが崩れると病気になる。その対策は？／49

6 あなたに贈る健康という名の幸福 53

6-1 21世紀、長寿時代の幸福の基本は『健康』／53

6-2 日本の医療制度の問題点ABCとは？／55

A：薬の多用は自己治癒力を低下させる

B：細分化された対症療法

C：健康保険制度の乱用

6-3 健康で長生きの秘訣は『予防治療』／59

6-4 健康と病気（自己治癒力）についてよく理解すること／61

6-5 自分の健康は自分で守るための治療法と健康法／63

6-6 根本療法：世界中に広めたい『礒谷力学療法』／65

6-7 野口式ソフトカイロの公開普及の意義／67

7 誰にでもわかる病気の仕組み 71

7-1 根本療法こそ本当の治療法（原因と結果）／71

7-2 病気を治すのは自己治癒力（生命エネルギー）／71

7-3 一番大切な中枢神経（脳脊髄神経）／71

7-4 ３者のバランスが健康を保つ（ナーブ：マッスル：ボーン）／72

A（ナーブ）脊髄神経系及び関連組織図

B（マッスル）人体筋肉図（前面／後面）

C（ボーン）人体骨格と関節及び神経回路

7-5 3者のバランスが崩れる原因／77

8 これからは自分の体は自分で治す——81

8-1 野口式ソフトカイロの根本的治療は至極明解です／81

8-2 野口式ソフトカイロ療法の3原則は？／81

8-3 左足が長い場合の症状とかかりやすい病気は？／82

8-4 右足が長い場合の症状とかかりやすい病気は？／83

8-5 左右の足の不均衡が過度になると混合症状となる／84

8-6 自分の身体の問題点を知り自分で治す／84

8-7 安易な診断と治療は最も危険：良くも悪くもなる根本療法／85

技術編 病気予防と健康回復法

9 自分でできる治療法（健康法）——91

9-1 ニータッチ・ウォーク（歩き方）／92

9-2 万歳体操（全身バランス-1）／93

9-3 全バラ体操（全身バランス-2）／94

9-4 ひざしばり睡眠法（万病回復法）／95

①野口式マジック健康バンド（通称N-バンド）とは

②野口式マジック健康バンドの代替えひもの作り方

9-5 ひざ抱え体操（疲労回復法）／98

9-6 ひざ屈伸体操（強制治療法）／100

9-7 入浴療法①（股関節調整）／102

9-8 入浴療法②（後頭骨《こうとうこつ》調整）／103

10 野口式ソフトカイロ療法―自己治癒力を高め病気を追放する根本療法― **105**

10-A 治療の準備――必要な用具や説明用語その他／106

10-[01] 患者を迎えて治療の前に／108

10-[02] 足の長短の検査と筋肉と関節調整（下半身の治療）／110

10-[03] 上半身のチェックと調整治療（肩および首部）／120

10-[04] 背骨のチェックと調整（菱形筋《りょうけいきん》、起立筋《きりつきん》等の背筋の調整）／125

10-[05] 肩および首周辺筋の硬結解除法（肩こり解消法）／126

10-[06] 野口式特別治療法：三角療法／127

三角療法その1　三角療法その2　三角療法その3

10-[07] 上部頸椎（首の調整）と胸椎（背骨の調整）／134

10-[08] 後頭骨《こうとうこつ》治療法:ゴーリングで内臓機能の活性化と改善を図る／136

10-[09] Pの位置変更：うつぶせから仰向けに寝る／139

10-[10] ひざとアキレス腱の検査と治療／139

10-[11] 股関節の検査の方法（長足および股関節の開いている足の決定）／142

10-[12] 股関節の調整方法（長足の調整）／144

10-[13] 股関節の調整方法（短足の調整）／147

10-[14] ひざ送り調整：股関節と骨盤調整／149

10-[15] 猫背や腰椎後彎《こうわん》の矯正／152

10-[16] 両腕と手首の調整／152

10-[17] 首（頚椎）の調整／154
10-[18] 脳脊髄液の流れ（神経回路）を調節安定させる／155
10-[19] 最終チェックと送り出し療法／156

案内編　あなたもプロに

野口整体院の活動案内――159
あなたもプロの治療家になりませんか？――160
野口ソフトカイロ整体院ご案内――162
参考資料：自己健康体型診断表／診断記録書（カルテ）――164
国際カイロプラクティック師協議会ご案内――166

あとがき――169

紹介編

野口式ソフトカイロとは

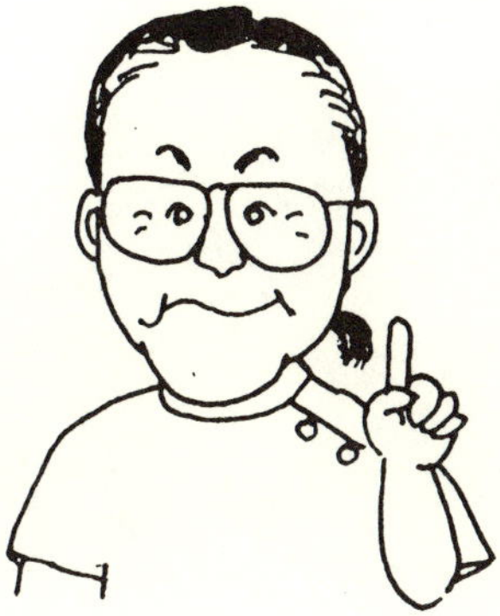

1 野口整体院の
ある日の治療風景

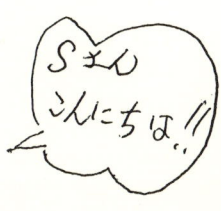

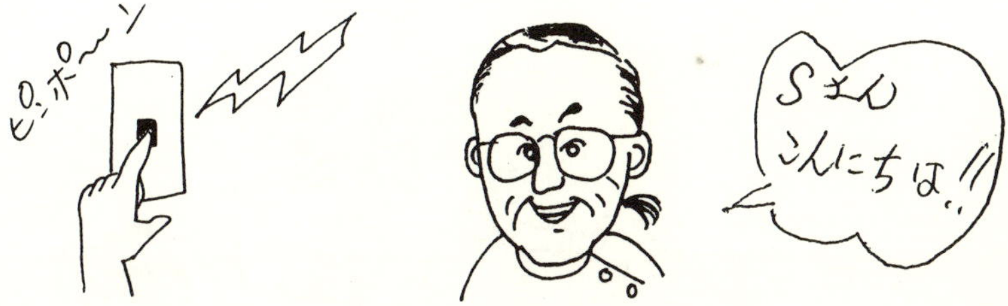

「ピンポーン」

玄関チャイムが鳴った。ちょうど1時、時間正確に患者第一号が到着した。

今日は土曜日で半日、午後からの予約患者が3名だけだ。

1時の患者さんは、もう足掛け4年になる会社社長のSさん(64才)だ。

Sさんは紹介で来られた患者さんですが、その時は全身ガタガタというか、会社で受けられたドックのテスト結果では、ほとんどの内臓機能が赤（要注意）という深刻な状態でした。

熱心に毎週1度必ず来院し治療を続けた結果、Sさんは約1年半でほとんどの機能を回復しました。そして、その後も予防治療のために毎月2回来られる常連さんです。

「Sさん、こんにちは。どうぞこちらへ」

専用のパジャマに着替えたSさんは治療室のベッドに横になる。ホットパックを首、背中そして腰に乗せ、タイマーをセットする。

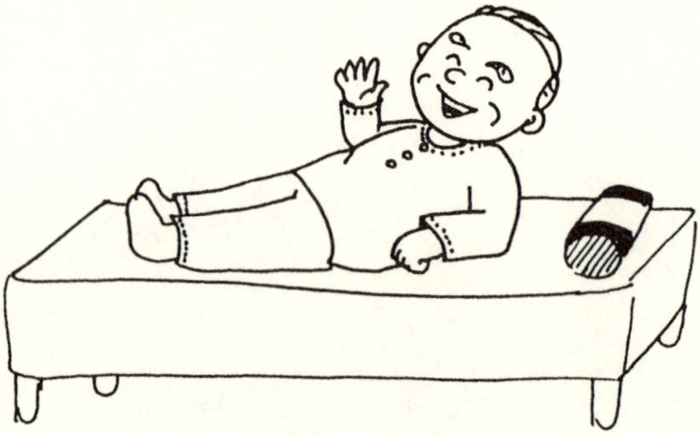

「今日はいかがですか？　どこか気になるところがあれば、おっしゃってください」

「先週2日ほど続けてゴルフをしたせいか、腰がちょっと変なので、お願いします」

「わかりました」と言いながら、早速足と骨盤のチェックをすると、案の定少しズレている。

「Sさん、ちょっと頑張り過ぎましたね、右足が長くなっていますよ。もともと右がズレやすいので気をつけてください。ズレ過ぎると狭心症、悪くすると心筋梗塞なんて、困りますからね」

「そりゃあー大変、どうしたらいいですかねえ？」

「Sさんはもうわかっているでしょう…。時々クラブを、逆に素振りをするんでしたね。そうすれば予防ができますから」

「そうそう、わかっているけど忘れちゃってね、すっかり先生にまかせっきりだから…」

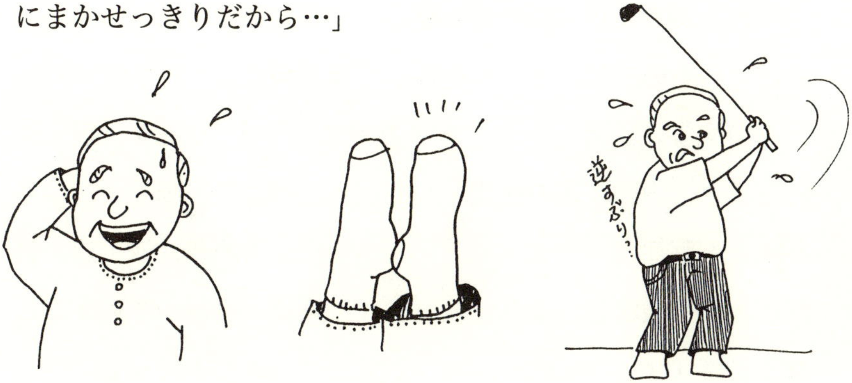

S社長が初めて来院された時は、右がズレていて、症状としては、慢性腰痛に加え左の肩と腕そして、首が痛く、さらに内臓関係では、血圧が高く、慢性糖尿病、そのうえ風邪をひきやすく、せきが出たり、また不整脈もあったのです。

つまり私の分類では慢性病ですから第三期症状（特殊の場合）だったのでした。今はすっかり良くなっていますが、好きなゴルフで無理をすると、また右がズレ、腰にくるわけです。

「Sさん、前にも申し上げたでしょう、右足の長い人は、初期の場合は身体の左側が固くなって、痛みやシビレが出ます。肩こりも左側ですよ。内臓関係では、気管支、肺、ぜんそくなどの呼吸器系、不整脈、狭心症、心筋梗塞などの心臓関連の循環器系が悪くなるのでしたね」

＊8-3、8-4、8-5：足の長さによる症状とかかりやすい病気／参照

「以前のSさんは初期を通り越して、第三期症状といって、右と左、両方の症状がさらに進行して交互に出るという重症だったんですよ。覚えていらっしゃるでしょう？　つまり、第三期になると、内臓関連の症状としては、高低血圧、脳卒中、半身不随、不眠症、ノイローゼ、リュウマチ、神経痛、四十肩、糖尿病等の慢性疾患となり、根気がなく極端に疲れやすい体質になるんですよ」

「いやあ、ほんと、まったくそうでしたね。良くなるとすぐ忘れちゃってね…」

「さあ、調整をしましたから、もう大丈夫です。腰の具合はどうですか？」

「ああ、いいです、これで来月まで大丈夫ですね」

「もちろんですよ、では、今日はこれで」

全身療法を完了し、Sさんは明るい顔でお帰りになった。

入れ替わりにWさんがお見えになった。あれ、娘さんもご一緒だ。

「お父さんが先にしますか？　それとも…娘さんですか？」

「娘が胃が悪く、肩も痛いというので連れてきたんですよ。私はあとでいいから、お願いします」

胃の痛い娘さんから治療開始。娘さんは初めてなのでカルテを作成、問診をしてから治療ベッドにうつぶせになってもらう。

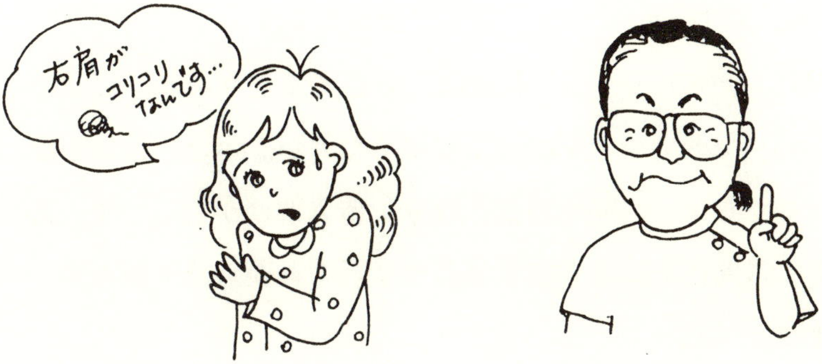

予想したとおり、左足が長く、右肩がひどくこっている。

「左足が1センチも長いですね、これじゃ胃も痛くなりますよ」

「お父さんも見てください。お嬢さんの姿勢が悪いですね、背骨が右に曲がっているでしょう。肩コリも右側がひどいです。左の骨盤が上がって、背骨がゆがんでしまったんです」

「本当だ、先生治りますか？」

「23才でしたね、若いですからすぐ治りますよ」

「いいですか、左足が長い人は、身体の右側に痛みやしびれが出るのです。肩こりも右側でしょう。内臓関係では、胃とか腸、肝臓などの消化器系、腎臓や膀胱などの泌尿器系、婦人科などの生殖器系疾患になるんですよ」

「お嬢さん、生理痛はありませんか？」

「ええ…あります、実はとてもひどいんです」

「そうでしょう、でもご心配なく。生理痛も治りますから」

「ああ、来てよかったわ、先生お願いします」

「では、今夜から“バンド療法*”をしてくださいね。簡単です、このバンドでひざを縛って寝てください。ホラ、左足が開いているでしょう。開くと長くなり、背骨がゆがむんです。だから寝てる間にそれを予防するんです。それから冷え性も良くなりますからね」

「では、やり方を説明しましょう」

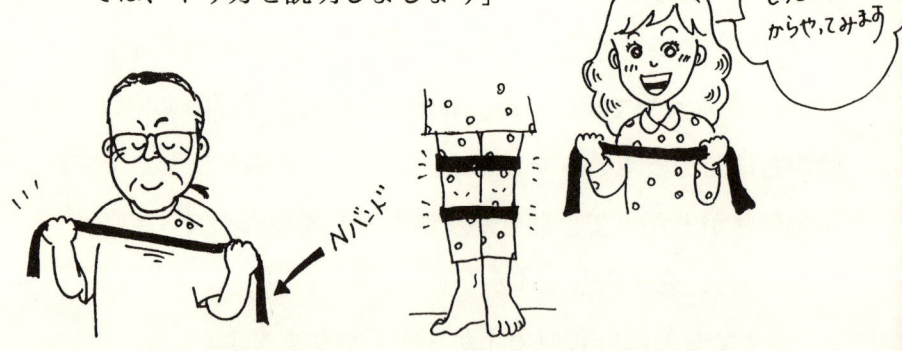

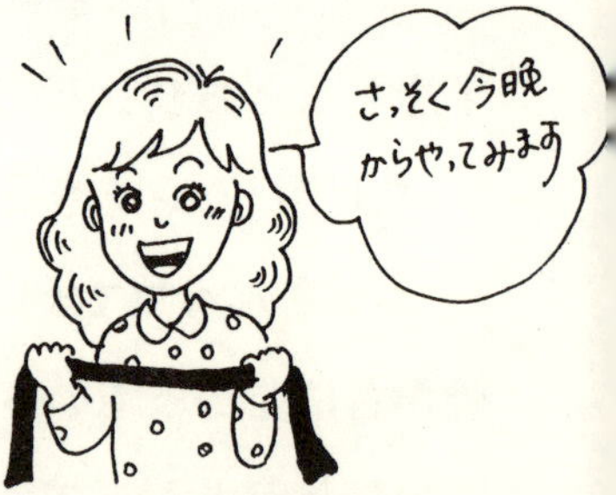

ひざが開かぬように、両ひざがつくまでこのNバンドで固く縛って（痛くない程度に）毎晩寝るんですよ。ひざ小僧のすぐ上と下2か所を縛ります。

＊9-4：自分でできる治療法――ひざしばり睡眠法／参照

睡眠中に体のユガミを防止し、かつ改善が図れます。ひざ縛りはすべての病気の予防に有効です。特に下半身の血行を良くしますので血圧や冷え性を改善します。早速調整をして足と骨盤をチェック。足も骨盤もＯＫだ。

「はい、調整しましたよ、胃の痛みはどうですか？」

「はい、あれ！　もう痛くないわ、どうしてかしら…」

「またズレたら痛くなるので、戻らないように気をつけてくださいね」

「はい、どうすればいいんですか？」

「歩く時も左足が開かないように、ニータッチ*（ひざを付けて）で歩いてください」

＊9-1：自分でできる治療法――ニータッチ・ウォーク／参照

それと、早く治すために、次回には、ひざかかえ*とひざ屈伸運動*を教えますから楽しみにしてください。

＊9-5：自分でできる治療法――ひざ抱え体操／参照

＊9-6：自分でできる治療法――ひざ屈伸体操／参照

「では、今日は終わりにします。また来週来てください。いいですね」

「はい、ありがとうございました」

娘さんに待合室で待ってもらって今度はWさんの頭痛の治療だ。

15年も前から後頭部の痛みと左の耳鳴りがひどく、今まで何か所も病院に行ったが全然治らないという。先週1度治療した時は、頭痛が軽くなったと言っていたので、その後の様子を聞いてみた。

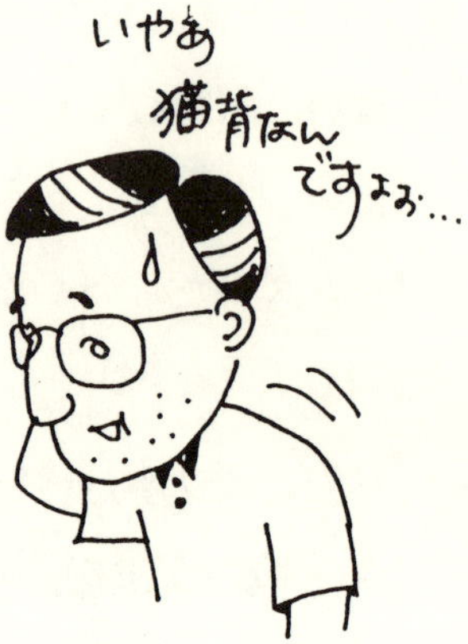

「Wさん、この前の治療のあとはどうでした。今痛いですか？」

「いやあ、今までとは感じが全然違うんですよ。まだ時々痛くなるけど、大分いいです。ひざしばりも効果があるんですかね？」

「そうです、毎日忘れないでくださいよ」

Wさんは、完全なる右のズレで、そのうえ、背骨がねじれ、ひどい猫背になっている。そのため頚椎がゆがんでしまって強い頭痛を引き起こしたのです。

右の調整を行なうと同時に、後頭骨《こうとうこつ》の治療をした結果、Wさんはすっかり晴れやかな顔をして、次回の予約をして娘さんと一緒に帰って行きました。

今日の治療は終わりました。今日は3人と少なかったものの、治療内容はとても良かったと思います。

毎日患者さんの良くなって行く姿を見るとつい妻のことを思い出します。だが、妻の死のおかげで今日、予防治療という仕事ができるのだと思うと、「ヨーシ」と元気が出てきます。

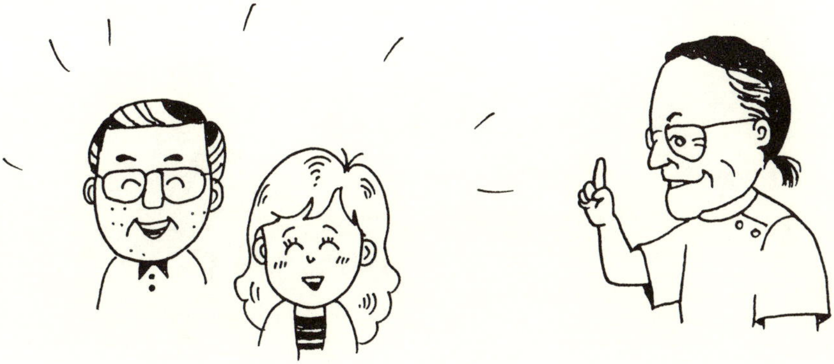

これからは治療家として、私の使命、予防治療の普及のために前進あるのみです。明日の予約は10時からだ。

さあ、明日も頑張るぞ！

良い治療ができますようにと、心に念じながら休むことにする。

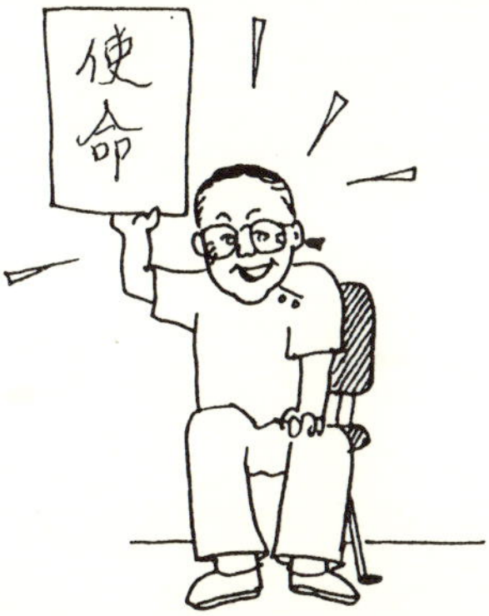

2 治癒および改善した代表的症例

診断型：L＝左足が長い
　　　　R＝右足が長い
　　　　S＝混合症状

治癒および改善後も月に1回程度の予防治療によって、またはバンド療法と健康法によって健康を維持し、病気再発を防止中です。

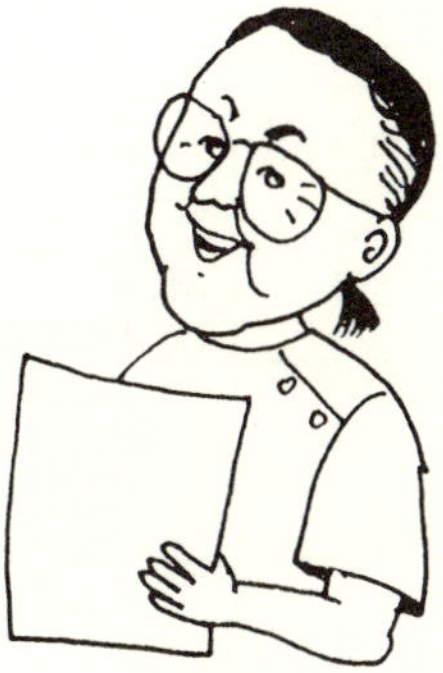

年	月	性	年齢	体重	申告症状（初診時のカルテより）	診断型	治療期間
					2-1 平成8年度ー10例		
8	2	女	32	47	O脚　頭痛　めまい　冷え性 便秘　肩こり　生理痛	LS	週1回2か月 完治
8	2	女	60	45	高血圧　心臓病　不眠症　下痢 関節痛　肩こり　ひざ痛	LS	週1回4か月で ほとんど完治
8	3	女	33	41	産後のリハビリ　低血圧 冷え性　肩こり　腰痛	RS	週1回4か月 完治
8	4	男	58	76	右五十肩　めまい　胃腸病 肩こり　腰痛　首痛　下痢	L	週1回2か月で ほとんど完治
8	6	女	21	50	生理痛　膀胱炎　冷え性 肩こり　腰痛	L	週1回2か月 完治

8	7	男	57	65	耳鳴り　首痛　肩こり 胃腸病　慢性腰痛　左腕痛 左足痛　視力低下	RS	月2回1年6か月 完治
8	8	男	45	60	四十肩　腰痛（ヘルニア） 左腕上がらず	R	週1回7回で 完治
8	8	女	34	57	耳鳴り　気管支炎　冷え性 アレルギー　腰痛	R	週1回2か月 完治
8	8	女	58	60	頭痛　肩こり　腰痛　膀胱炎 婦人科疾患　痔　（リウマチ） 首痛　背部痛	LS	週1回1年2か月 ほとんど完治
8	10	女	57	50	頭痛　不眠症　めまい　肝臓病 慢性腰痛　座骨神経痛 肩こり　背中痛　痔　子宮筋腫	LS	週1回8か月で ほとんど完治

2-2 平成9年度ー10例

9	1	男	34	56	セキ、タンが続いている 下痢　大腸病　首痛　肩こり	RS	週1回6か月で ほとんど完治
9	2	男	70	62	脳梗塞後のリハビリ 右手シビレ　右半身筋肉痛 右腕感覚なし　高血圧　背部痛 肩こり　首痛	LS	週1回10かで ほとんど完治
9	4	男	52	60	慢性腰痛（10年）　左ひざ痛 慢性肩こり　セキがよく出る 背中痛　過労	RS	週1回7か月 完治
9	4	女	27	47	頭痛　めまい　冷え性　過労 胃腸病　肩こり　腰痛　背中痛 生理痛　顎関節　手のしびれ	LS	週1回4か月で ほとんど完治
9	4	女	62	56	気管支炎　ゼンソク　左ひざ痛 福島より来院、後は自宅でバンド療法	R	毎日1回10間で ほとんど完治

9	5	男	31	68	首痛　偏頭痛　めまい　肩こり アレルギー	L	週1回2か月 完治
9	6	女	59	43	慢性腰痛　胃腸病　便秘 冷え性　不眠症　腕のシビレ 婦人科疾患　膀胱炎　痔	LS	週1回8か月で ほとんど完治
9	7	女	33	60	自律神経失調症　めまい　首痛 肩こり　過労	R	週1回6か月 月1回6か月で 完治
9	7	女	59	43	乳ガン手術後のリハビリ 耳鳴り　冷え性　結核　胃腸病 膀胱炎　肩こり　腰痛　左足痛	RS	週1回2月 月2回1年 ほとんど完治
9	10	女	70	47	右腕痛 右四十肩　肩こり　腰痛　足痛 左ひざ痛　背中痛　冷え性	LS	週1回7か月で ほとんど完治

2-3 平成10年度－10例

10	2	男	53	63	左肩こり　左首痛　左頭痛 背中痛	R	週1回 3回で完治
10	2	女	31	58	頭痛　便秘　肩こり　腰痛 生理痛　生理不順　冷え性 低血圧	LS	週1回5か月で ほとんど完治
10	3	女	35	48	低血圧　頭痛　不眠症　便秘 肩こり　腰痛　背中痛　生理痛 痔　過労　右肘痛	L	週1回3か月 完治
10	5	男	44	65	頭痛　首痛（回らず）　便秘 下痢　めまい　腰痛　過労	RS	週1回4か月で ほとんど完治
10	6	女	24	39	低血圧　頭痛　冷え性　便秘 下痢　肩こり　腰痛　背中痛 生理痛	RS	週1回3か月 完治

10	9	女	50	49	低血圧　めまい　便秘　肩こり 腰痛　ひざ痛　アレルギー 左腕と親指痛	R	月6回4か月 完治
10	9	男	51	58	右座骨神経痛　高血圧　腰痛 アレルギー	LS	週1回6か月で ほとんど完治
10	10	女	43	47	左座骨神経痛　肩こり　腰痛 背部痛　頭痛　めまい　冷え性 膀胱炎　過労	RS	週2回1か月 週1回2か月で ほとんど完治
10	11	男	47	70	左四十肩　右手しびれ　肝臓病 肩こり　腰痛　痔　過労 右側彎　首痛　後頭部痛	LS	週1回6か月 改善転勤
10	12	男	50	53	ギックリ腰　肩こり	RS	週1回6回で 完治

2-4 平成11年度－10例

11	3	女	26	41	頭痛　生理痛　肩こり　腰痛 胃腸病　便秘　冷え性 軽度の座骨神経痛　不妊症	L	週2回1か月 週1回3か月 完治後7月に 妊娠
11	4	女	31	45	首痛　背中痛　気管支炎 肩こり　腰痛　アレルギー	R	週1回7回で 全治
11	6	男	49	65	背中痛　肩甲骨痛　両腕痛 右肩動かすと激痛	L	週1回2か月 完治
11	7	女	46	44	右座骨神経痛　ひざ痛（水あり） 左足痛　肩こり　腰痛 背部痛　膀胱炎　アレルギー	LS	週2回2か月 週1回2か月 月2回改善 治療中
11	8	女	23	40	腰痛　生理痛　冷え性	L	週1回2か月 完治

11	9	女	51	60	慢性肩こり　首痛　背中痛 カゼ　猫背	RS	週1回4か月 改善治療中
11	9	男	60	68	慢性腰痛　精力減退 軽度の左座骨神経痛	RS	週2回3かで ほとんど完治
11	10	女	33	54	ムチ打ち　頭痛　めまい 肩こり　腰痛　生理痛 アレルギー　自律神経失調症	RS	2か月10回で ほとんど完治
11	10	女	38	63	肩こり　過労　背中痛	L	週1回2か月 完治
11	11	男	47	54	ギックリ腰　肩こり　肝炎	L	週1回5回で 完治

3 野口式ソフトカイロ誕生まで

3-1 野口式ソフトカイロ療法の特色

どんな優秀な医者でも、まだ病気の症状の現われていない段階で治療をすることはできませんが、野口式ソフトカイロではできるのです。

例えば、神経圧迫や骨格のユガミによって左右の足や骨盤などに変化が起こったとしますと、そのサインによって、今後かかりそうな病気を前もって予測することができ、さらに同時に、その圧迫やユガミを“調整治療”によって取り除くことで、未然に病気を防ぐことができるのです。

つまり、野口式カイロの目的は病気の予防治療で、診断、調整そして治療に至るまで薬など一切使わず、安全かつ無痛の手技だけで行なうわけです。

カイロプラクティック療法の目的は病気の予防にあります。ところが残念ながら現在の日本には、私の調べた限り、私の言うような予防治療を行なっている治療院は極めて少数です。

なぜなら、まだカイロプラクターが少ないこと、病気の本当の原因についての認識が不足しているか、または採算上やむを得ないためか、大多数は病気予防のためではなく、対症療法（局所療法）に終止しているのが現実なのです。

対症療法では、一時的に痛みが治まっても時間が経てば必ずまた再発してしまい、さらにもっと重症になってしまいます。おわかりのとおり、根本的にその原因を取り除かないかぎり治ったとはいえないわけです。

本当の治療が必要なのですが、一体どこの治療院が、そのような根本的治療をやっているのかわからないのは至極当然です。

それよりも、現在の医療制度を信じて、具合が悪くなったら医者にかかって薬を飲めば治る、と考えている一般の人々にとっては、薬も使わずに病気が治るなど、そしてまた、現行の医療制度以外に本当の治療があるなどとは考えもつかないでしょう。逆に私がいっていることに疑問を持たれるほうが普通かもしれません。

実は、この究極の健康法、病気を追放し一生健康を維持できる根本療法は（後で詳しく説明します）私が約7年の歳月をかけてこの程やっと完成したものなのです。

それではこれから、私がどうやってソフトカイロ療法ならびに野口式健康法なるものを完成させることができたのか、その動機について申し上げ、上記のような疑問を持たれる人々にお答えし、かつ、もっと詳しくそのいきさつや経過等についても申し上げたいと思います。

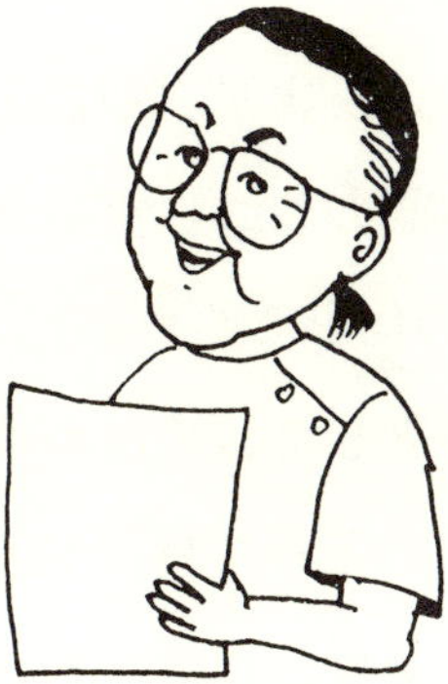

3−2 どうして治療家になる決心をしたのか？

私は当年とって72才、エッソ石油（株）（エクソンの100％子会社で日本法人）に32年間勤務し無事に定年退職しましたが、その2年後に妻を病気で亡くしてしまいました。

エッソ在職中から健康管理にはカイロプラクテイックが最適と考えて、機会あるごとにカイロ関連の本を読み、勉強会や実習に参加したり、休暇を取ってはァメリカのカイロの実状を実際に見学したり、体験したりして独学を続けてはきましたが、まだその頃はいわゆる（趣味？）の段階だったのです。いずれ、できれば本格的にカイロの学校にでも入って勉強したいなあ、と思っていた程度でした。

ちょうど定年の1年程前に、私の希望にぴったりの、カイロプラクティックを基礎から勉強できる、ナショナル整体専門学院を新聞で知り、早速その夜間部に入学しました。

一方定年後は、まず、勉強をしていた英語を活用できる仕事として、日本語の教師の資格を取り、日本語の先生としての週3日のパートの仕事を始めました。昼は外国の若者たちに日本語を教える先生として、夜はカイロプラクティックを勉強する生徒として、私にとっては最も充実した楽しい毎日でした。

また、私と妻は、以前から、私の定年退職後は、国内外の好きな旅行をしようという計画でした。まず国内旅行から始め、ついで海外旅行の相談などをしていた矢先、妻が背中が痛いと訴えました。有名な大病院で再三再四にわたる検査をしてもらったのですが原因が一向にわからず、ただ痛み止めの薬を飲んでいたようでした。

妻の病状が一向に良くならずますます悪化しているようなので、とにかく精密検査のための短期入院をしましたが、病院では毎日検査と薬漬けで一層衰弱してしまいました。

私に言わせれば、薬の副作用で衰弱が激しく、やっとすい臓癌と診断された時は、すでに起き上がることもできないくらい弱ってしまい、もちろん手術もできない状態でした。そして、わずか3か月の入院であの世へ旅立ってしまいました。

どこが悪いかも、その原因もわからない、治すこともできないような現代医療に、心から怒りと失望を覚えると同時に、もう悲しくて何も言えませんでした。

現在の私なら、背中が痛いという段階で、すい臓疾患を見つけることもできたし、その治療もできるので、きっと妻を助けることができたに違いないと思うと、それが誠に残念でたまりません。

妻の死が私に一大決心をさせました。

短期間に最新で最高のドラッグレス（無薬）療法を研究習得し、薬や手術なしで、病気を根本から治し、さらに病気にならないための予防治療や健康管理のできる治療家になることが、妻の死を無駄にしないことである、と覚悟を決めたのです。

3-3 短期間で最高の治療家になるために

まったくの別の分野から、治療家という特殊な仕事をするに当たっては、私なりに色々と考えました。結局私が選んだ、最高の治療家になるための最短距離の考え方とその方法をご紹介しましょう。

まず第一に、特にカイロプラクティック以外に、薬や手術をせずに根本的に病気を治す療法はないだろうか？

まず日本の各種治療法を、さらには世界で有名なセラピーなども調査と研究をしなければ、そして、その次には、それぞれのすばらしい技術や治療法を私の持っている知識と技術に採り入れ改良を加えれば、私でも世界で最も進んだ治療家の一人になれるのではないかと考えたわけです。

幸いにも、私はすでに1年半以上のカイロプラクティックの専門教育をナショナル整体専門学院にて修得卒業しており、その後は学校系列の治療院にて実習を重ねておりました。エッソで修得した企画や分析などのノウハウも大いに役に立ちました。

同時に、日本国内だけでなくカイロプラクテイックの先進国における治療の実態を知るためと、幅広く国際的な技術の勉強のためにアメリカのみならず、カイロプラクティック大学のあるカナダのトロントにも行きました。

そこで約3か月の訓練と実習ならびにアルバイトとしてトロントのカイロプラクターの助手をつとめ、カルテの作成や問診、電話での問診なども勉強することができました。そのうえ大学の実習や、カイロプラクターの国家試験向けの講習会などにも参加出席する機会を得て、本場の高度の技術を習得することができました。

私にとってトロントでの勉強は誠に価値のあるものでした。日本に帰ってからは、さらに技術の向上を図るため、必要と思われる各種資料を取り寄せたり、患者となって治療を体験したり、短期間入門をして手技を教えてもらったり、高額の講習料を払って特殊技術の習得を図ったりしました。

そのうえで日本人の身体の特性やその他、外国との風俗習慣の違い等も検討の結果、私独自の“総合治療法”を開発することができ、それを〈野口式ソフトカイロ〉と名付けたのです。

3-4 野口式は色々な治療法から成り立っている

病気とは脳脊髄神経回路《のうせきずいしんけいかいろ》に何らかの異常が発生した時に起きる、つまりその神経圧迫が関連する細胞組織活動を弱めると同時に自己治癒力をも低下させるために起こるとすれば、その中枢神経回路の神経圧迫を取り去ることでその病気の原因はなくなり、自然と治癒力も高まって病気は回復する。治療法はすなわちその神経圧迫解除のための方法（テクニック）をどうするかということになります。

そこでまず、①本来のカイロプラクティックの各流派のたくさんある技術の中より、最も安全で、無痛そして効果のある技術とテクニックを全身の治療分野について選出しました。

次に、②これまでの調査によって判明した有名な民間療法のテクニックの中から最も効果のあるものを選び出しました。

①と②の比較検討を加えた結果、よりベターなものを主義や流派にこだわらずに取捨選択してみたのです。

つまり、**安全**、**無痛**そして**効果**の3要素を基準として**最も簡単で力の要らない手技**に絞り、頭から足の先までの〈全身療法〉として組立ててみたのです。

治療界では最高と言われている各種治療法の中の最高のテクニックのみを取り出して組み立てたわけですから、当初の計画通り野口式こそ最高の“総合治療法”であると自信を持ったわけです。そこで、独立開業の自信を得て、まず「国際カイロプラクティック師協議会」(「案内編」参照) へ加入、その認可を得たうえで、平成3年11月、第一歩は東中野にて治療院を開院し、野口式治療法の実践に踏み切りました。

ところが、初めの自信にもかかわらず、治療の効果のほどは私にとっては満足すべきものではなかったのでした。治療実績を重ねて行くうちにわかったことは、現在の治療法では一時的には良くなり、患者は満足してくれるものの、ちょうどモグラ叩きのように1か所が良くなると次の問題が出てくるやら再発したりしてなかなか完治しないのです。つまり今の治療は根本的な治療法ではなく、まだまだ〈対症療法〉の域を出ていないことに気がついたのです。

治療の基本的な考え方はすでに申し上げた通り、神経圧迫を取り除き、自己治癒力の働きを回復させれば健康になるわけですが、原因と結果の法則（後ほど詳しく説明します）からみれば実際には、神経圧迫をもたらしている身体のユガミやズレがどうして発生するのかという“根本原因”の発見こそが最も大切で、治療のためのテクニックはその次です。原因がわからなければ本当の治療はできないことに気付いたのでした。

3-5 野口式ソフトカイロ根本療法の誕生（礒谷《いそがい》力学療法との出会い）

以前（13年ほど前）ニューヨークの近くのモンマス大学に短期語学留学していた時、はからずも図書館で探していたカイロプラクティックの資料の中に日本には「イソガイダイナミックセラピー」という“根本療法”があるという記事があったことをその時偶然にも思い出しました。

根本的な手技療法といわれるカイロプラクティックでも満足

できずに、その他の民間療法の中から自称根本療法という治療家は残らず調査研究したつもりでしたので、早速治療家案内等を調べた結果、礒谷力学療法を見つけた時は心が躍りました。イソガイセラピーはずっと以前から日本よりもアメリカではかなり有名だったのです。

礒谷力学療法との運命的な出会いによって私は『目からうろこが落ちる』という体験をしました。つまり病気発生の原因として納得できる治療法にやっとめぐり合えたのでした。

早速入門して教えを乞い礒谷式力学療法について懸命に勉強をしたおかげで平成5年7月に法《ほう》術《じゅつ》師《し》正《せい》師《し》範《はん》の資格をいただくことができました。本書の中にも礒谷療法の各種参考資料や図面等を使わせていただいております。この場を借りまして心よりお礼申し上げます。なお礒谷力学療法の詳しい案内は「**6-6**根本療法：世界中に広めたい『礒谷力学療法』」をご覧ください。

身体の疾患の根本原因が明確になれば、次はその原因を取り除くための安全、無痛、効果の3原則を満たす適切なるテクニックの問題です。それからさらに3年の期間をかけ試行錯誤と実証を重ねた結果、カイロの勉強を始めて7年、妻の死より5年の歳月の後、野口式ソフトカイロ療法は「病気を追放し、予防することのできる究極の健康管理法」としてついに誕生することができたのです。

『西（アメリカ）のカイロと東（日本）のイソガイ』という二大根本療法から誕生した野口式ソフトカイロ療法こそ、今日の治療界における最高の根本的な治療法であると自信を持っているわけです。その内容につきましては詳しく後述します。

理論編

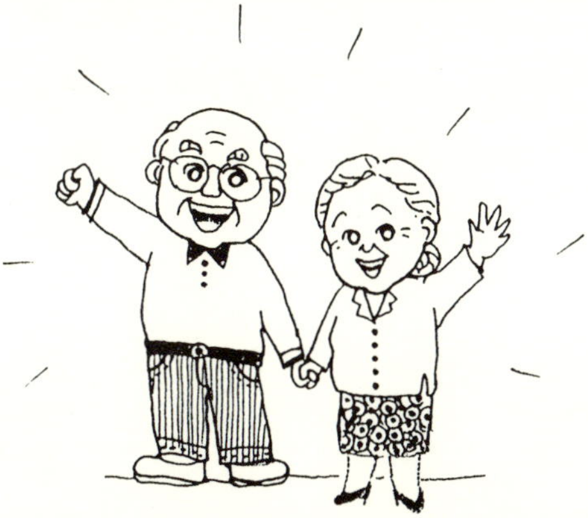

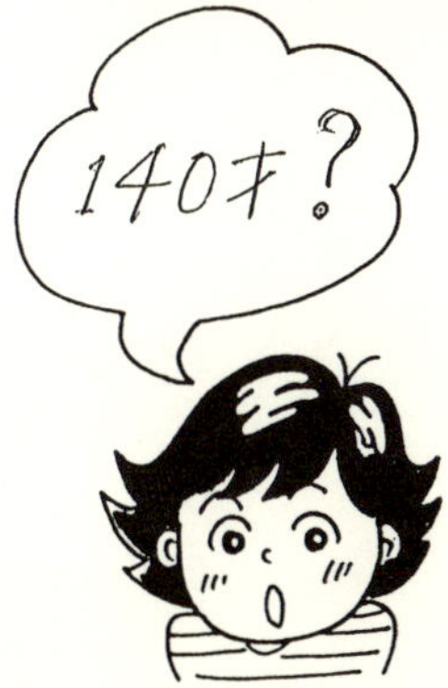

現役100才人生の勧め

人間の寿命は、各種の資料や実例等から今や120 ～140才と言われております。あなたも毎日の新聞紙上の死亡欄でお気付きの通り、現在ではほとんどの死因は老衰ではなく、何らかの病気です。誰でも病気で死ぬのは嫌です。つまり病気にさえならなければ寿命まで（140は無理としても100～120才は大丈夫）生きることができるわけです。

人生はもちろん一回切りです。しかし、健康でさえあれば100～120才まで現役が可能なのです。何とすばらしいことではないですか？　そうなれば今までの倍の人生が生きられるのですから、やり直しはいつでも、何回でも計画的にできます。与えられた一回の人生を大切にするということは、自分の寿命まで健康に生きることではないでしょうか？

つまり、自分の人生を良くするも悪くするも健康かどうか、にかかっているのです。この機会にあなたも私と一緒に健康維持について真剣に考え、私が自信をもってお薦めする野口式健康法と病気予防対策に取り組んで、「最低必ず100才の現役人生」の実現に挑戦してください。

4 健康と病気の基本認識の改革

それではまず一番大切な健康と病気についてのあなたの認識をあらためてもらえるようご説明しましょう。

宇宙の真理でもある私の考え方の基本（真実）は三つあります。次のＡＢＣです。

4-A 世の中すべてバランスで成り立っている

森羅万象、世の中すべて『バランス』によって平穏が保たれております。自然現象はもちろん、国と国の国際問題から、政治、経済、家庭、夫婦関係、その他人間社会のあらゆる不幸な出来事もバランスの崩れがもたらします。そして人間や動物の健康も例外ではなく、身体のバランスの崩れが病気を引き起こし、ついには死に至ります（人類の約90％がバランスが崩れているそうです）。

4-B 物事にはすべて原因（動機）と結果が存在する

すべて世の中の問題には必ず原因（動機）と結果が存在しま

す。悪い結果はその原因（根本）を直さないかぎり改善はできません。例えば、お金が足りないからといってサラ金（対症療法）から安易に借りていると、やがては借金で首が回らなくなり、ついには自己破産を招きます。病気も例外ではなく、その原因を治さないかぎり回復はできません。対症療法では一時的に回復してもまた再発し、最悪死に至ります。

4-C 人間や動物には自己治癒力が備わっている

すべて人間はもちろん、動物には「生命エネルギー」という自然治癒力が備わっており、どこかが悪くなると自分で治してしまいます。病気を治すのはあくまでも本人の自己治癒力であり、治癒力が低下して、もし病気が治癒力を上回れば、どんなに手を尽くしても助からず死んでしまいます。根本治療とは、結果を取り除く対症療法ではなく、自己治癒力を低下させた原因を取り除き、病気に勝つ自己治癒力を引き出すことなのです。

結論

病気とは、身体のバランスの崩れが自己治癒力を低下させた結果なので、根本療法とはバランスの崩れを修復し治癒力を高めることなのです。

5 病気発生の3大原因とその対策

健康を保つ秘訣はいかに身体のバランスを保つかにあるのです。具体的には、人体に関するバランスは三つあり、その一つでも崩れると自己治癒力を低下させるので病気になるのです。もし崩れが二つ三つと重なればもっと大変でもっと深刻です。そこであなたも病気予防と健康維持のためには以下の三つのバランスを保つ解決策を至急採る必要があります。自分の健康は自分で守る！　三つのバランスこそが病気予防の原則であり、かつ100才現役人生実現の必須条件です。

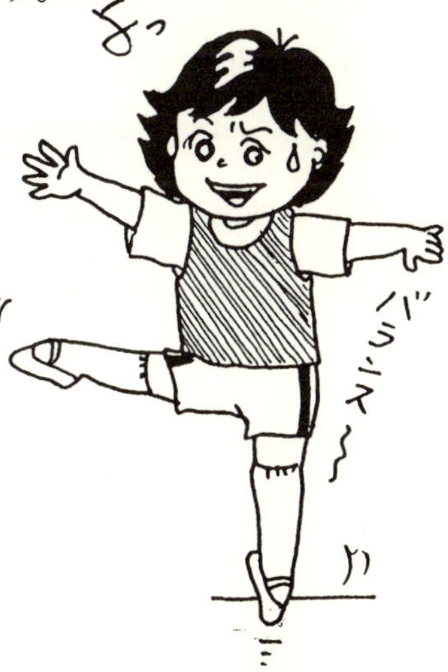

5-1 身体のバランスが崩れると病気になる。その対策は？

左右の手足の長さや肩の高さの違い、猫背等の姿勢の悪さからでも、ユガミの存在は誰にでも簡単にわかります。

これが病気の基本的な根本原因で、このバランスの崩れはこれから述べる他のいかなる原因よりも大切で、私の治療の最重要分野でもあります。もちろん、この本の主な目的です。

健康な人でも10〜20年という長期間の間に次第にバランスを崩し病気を進行させているのが実情なのです。当院に来られる患者さんはほとんど100％バランスが崩れております。

身体のバランスの崩れをそのままにして置けば自己治癒力をますます低下させ「ガン」等の最悪の病気を引き起こします。若くして突然病気になり死亡したりするケースのほとんどがやはりこうした理由によるのです。

当院がお勧めする最低月に1回以上の『定期的な予防治療』の必要なわけをおわかりいただけたと思います。

あなたの場合はどうですか？　ユガミはありませんか？

もしも問題や不安があれば直に当院で治療を受けるか、野口式治療マニュアルでユガミを調整し、健康を回復してください。

5-2 栄養のバランスが崩れると病気になる。その対策は？

アメリカですでに1977年と1992年の2度の政府（上院栄養問

題特別調査委員会）発表で明らかにされたのは、現代病（ガンや心臓病や脳卒中などの生活習慣病）は、食源病《しょくげんびょう》であり、特に必須ミネラル栄養素の欠乏が原因というものでした。それ以来、アメリカでは〈栄養補助食品（サプリメント）〉が急速に家庭に登場し病気予防の花形になったのです。

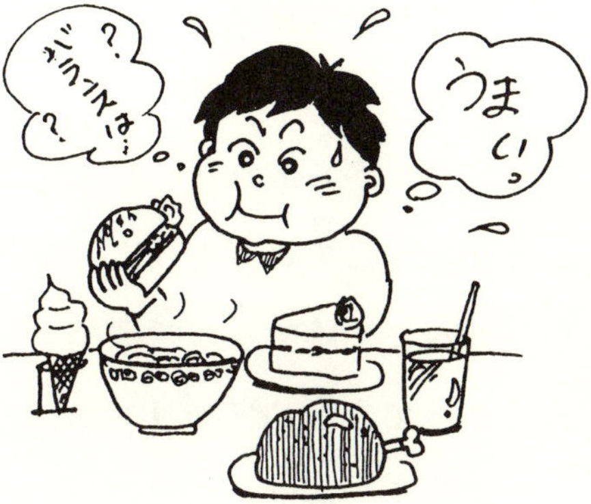

人間が生きていくためには栄養をバランス良く取ることが大切で、特に超微量栄養素の必須ミネラル栄養素16元素は、他の栄養素『蛋白質、脂肪、炭水化物、ビタミン、酵素など』と「命の鎖」のようにお互いに協力し合って働き、生命体の基礎になっております。どの栄養素が欠けてもこの「命の鎖」はバラバラになってしまい、自己治癒力の低下をもたらし病気を引き起こします。さらには命さえもなくすことにもなります。

動物実験でも、ミネラルを含まないえさを与えていると、他の栄養素が完全でも、間もなく死んでしまいます。必須ミネラルは人間や動物にとって不可欠なものなのです。

残念ながら、現在の日本の食事では30年前の栄養素、特にミネラルとの比較では約3分の1以下しか摂取されておらず、そしてまた、年配の人ほど吸収率が低いので、当然の結果としてミネラル不足が生活習慣病の急速な増加の原因にもなっております。つまり現代食にはミネラル（必須ミネラル16元素）が欠乏しているのです。

食事から取れなくなった栄養は、今日われわれ日本人の多くがそうしているように、ビタミンやカルシウム剤の服用でバラバラに補給するのではなく、毎日生きるために必要な栄養素をすべてまとめてバランス良く摂取するのが最も大切です。

近年の傾向として、日本人の栄養バランスの崩れによる疾患が急増しており、特に若い独身者と中高年の人により多く見られ、また、それらのほとんどが（**5-1**）の身体のバランスの崩れと重なっているために、致命的な各種生活習慣病の原因になっているのです。早急に改善しないとますます病気と病人が増加します。

あなたの場合はどうですか？　栄養のバランスはとれていますか？　自信はありますか？　もしも不安であれば当院の勧めにしたがってください。

5-3 環境のバランスが崩れると病気になる。その対策は？

私たちを取り巻く自然や社会環境の汚染や悪化、薬害や農薬そして今話題のダイオキシン、環境ホルモン等々——空気、水、ストレス、生活環境のバランスの崩れなどは、身体に必要な栄養を運ぶ重要な役割をする血液を汚し血管を傷めるため、自己治癒力の低下をもたらし、生活習慣病と老化の重大な原因となっています。

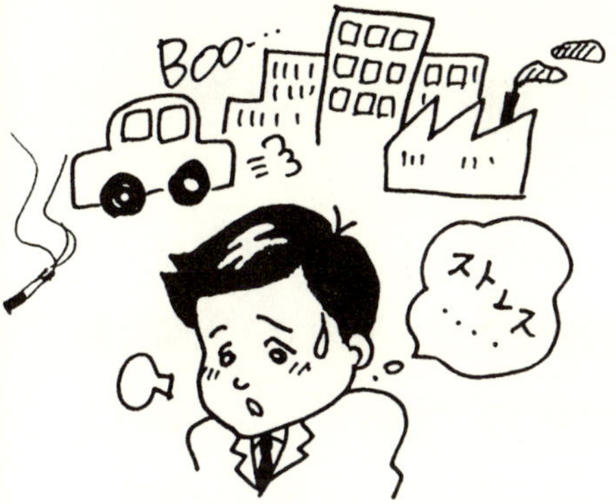

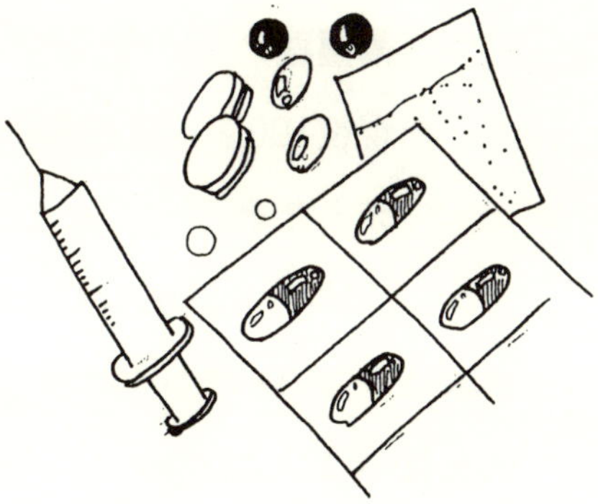

それらの問題に加えて、フリーラジカル（活性酸素：細胞に襲いかかり、DNAを傷つけ、慢性の病気や細胞のガン化を引き起こす要因）の攻撃からも常に身を守る必要があります。つまり血液を浄化し、血管、特に毛細血管を強化し、病気の予防はもちろん、細胞の若返りで老化を防止するためには、強力なる抗酸化剤が最も必要です。

さらに（**5-1**）や（**5-2**）と重なった場合は深刻な生活習慣病（ガンなどの発生原因）になり、特にここ10年来急速に患者が増加しています。

あなたの場合はどうですか？　シワやシミなどの老化現象が気になりませんか？　もしも不安であれば当院の勧めにしたがってください。

最重要

現役100才達成の基本条件は身体のバランスを整えること。

100才現役人生達成のための三つの条件のうち最も大切なバランスは身体のバランスです。病気の基本的な原因で、人類の約90％はバランスが崩れているといわれ、当院に来られる患者さんのほとんど100％が身体のバランスに異常をきたしています。

なお、当院では2000年１月より、現役100才人生達成のための**バランス・クラブ（健康クラブ）**会員を会費一切無料で募集しております。下記ABCの対策ができたので挑戦してもらうためです。あなたもいかがですか？　特に読者のあなたは大歓迎です。

以上を要約すると次の表のとおりです。

健康＝バランス（病気発生の3要素）

アンバランスによる病気の発生		予防と対策の方法
身体	背骨のユガミ、手足の長短、神経障害、身体のバランスのくずれにより障害発生、感覚障害、機能障害など病気の発生	野口式ソフトカイロによる調整治療、根本療法
栄養	基本栄養素の不足、カルシウム、ミネラル　栄養のバランスのくずれによる障害の発生、栄養不足による病気の発生	必須ミネラルを含む総合ビタミン、ミネラル補助食品
環境	空気、水、環境汚染、ストレス、活性酸素、生活環境のバランスのくずれで血行障害による老化促進と病気の発生	強力な抗酸化食品の摂取で血液浄化による若返り

以上、病気発生の3要素と健康で長生きに必要な対策を申し上げました。

なお、当院では前記の通り、本年より発足しました『バランス・クラブ（健康クラブ）』のメンバーを始め、この対策を実行してからはほとんどの病気の治りが早くなったことをご報告しておきます。

では、その中で最も大切な第一のバランスについて、これから詳しく順を追って説明しましょう。

6 あなたに贈る
健康という名の幸福

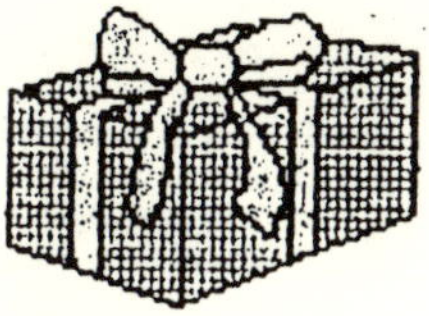

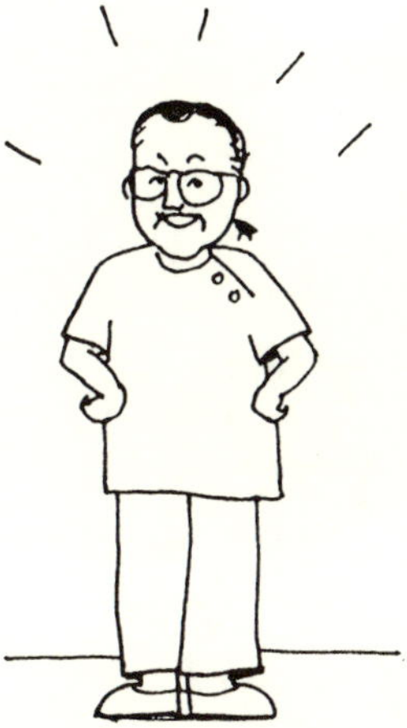

6-1 21世紀、長寿時代の幸福の基本は『健康』

21世紀を目前にして、いよいよ長寿時代の幕開けです。老若男女を問わず、健康が大切なことはいうまでもありませんが、特にこれからやって来る長寿社会で生きて行くためには健康が絶対条件です。

特に日本人は、健康は医者任せという考えの人が多いので、その考えを早く捨てないと幸福な人生設計などできなくなるのです。

これからは、健康についての意識の革命、つまり自分の健康は自分で確保し、責任を持つよう要求されます。根本的に医療のあり方の見直しが行なわれる医療ビッグバンが到来します。

同じ長生きでも、健康で生きる『勝者』と不健康（病気）で生かされる『敗者』に分かれるという非情な時代になるのです。つまり、あなたの幸福の基本は『健康』であり、病気はあなたから幸福を奪い去る最大の敵と言えます。

不健康はますますストレスを増加させ、ヤル気をなくさせ、自分の気持ちだけでなく、周りの人々や家庭をも暗くし不幸にしてしまうからです。

これからは、今まで以上に多くの人々が病気で人生を狂わされることになるでしょう。

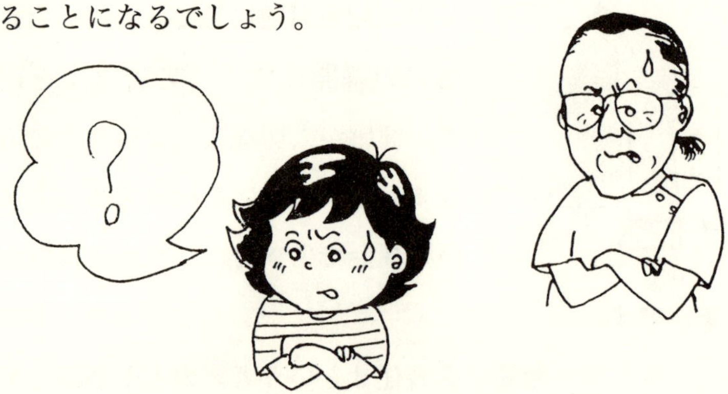

あなたは自分の健康に自信がありますか？

自分の健康は自分で守れますか？

どうすれば病気にならずに元気で毎日活動できるかおわかりですか？

もしもあなたが『病気になるまでは健康で、病気になったら病院に行って薬をもらえば良い』と考えているとすれば、今すぐにあらためないと手遅れになって、これからの長寿社会においては、とても健康で快適な人生を送るのは無理となるでしょう。

誰だって、年をとってから病院に入ったり出たり、薬漬けの生活、挙げ句の果ては、寝たきりで生き続けるような晩年は嫌でしょう。だから今こそ健康で長生きするための早期健康回復と積極的な病気予防対策が必要となるのです。

6-2 日本の医療制度の問題点ABCとは？

A：薬の多用は自己治癒力を低下させる

現在行なわれている一般的な病気対策は、薬品を第一に考え、それでも痛みが取れない場合は注射による局所の麻酔療法となり、最後には手術によって悪化した局所を摘出してしまいます。果たしてそれで病気は治っているのでしょうか？
すべての病気を治すのは、薬や手術ではなく、あくまでも患者自身の自己治癒力ではないのでしょうか？
つまり、薬や注射は患部の痛みを一時的に抑えるためのもので、痛みは感じないだけなのです。薬が切れたらまた再発します。

再発しなくなった時は、幸いにも自分の治癒力が働いたということになります。それでもまだ完全に治ったとは言えません。なぜならその病気の根本原因はまだ残ったままなので、いずれまた再発するからです。

このように、薬などの多用は病気が治らないばかりか患者の持つ治癒力さえも低下させ、ますます病気を悪化させたり、多用した薬による副作用、薬害病を引き起こしたりする危険性もあります。そしてやがて、病気の力が患者の治癒力を上回れば、どんなことをしても回復は不可能となるわけです。

B：細分化された対症療法

今日の医学は解剖医学による人体の研究にもとづいて急速に発展してきました。したがって、専門分野を細分化する方向に進み、診療も脳、心臓、胃といった種々の臓器ごとの科にわかれ、その数も何と30以上というように身体を小間切にしてしまいました。

そこで病気対策も、悪化した局所の痛みをいかに取り去るか、さらにそのためにその局所を取り除くことが治療の最大のポイントになってしまったのです。まず薬が処方され、効果がなければ痛み止めの注射（麻酔）、それでも駄目なら手術というのが一般的な治療となるわけです。

誠に残念ながら、現代医学の問題点は、なぜ局所が悪くなったのかという病気の本当の原因の研究が遅れていることと、人間の持つ自己治癒力を過小評価していることです。

例えば糖尿病になればインシュリン注射を、胃潰瘍になれば手術で潰瘍部分を取り去るなどの対症療法が行なわれます。

確かに一時的には効果を発揮するのでしょうが、根本的には治癒しないため、その患者さんはさらに薬と手術という対症療法を続けることになり、本当の健康回復は得られないのです。

再発の恐れがあるとか、あと余命が5年とかいうことでは、手術が成功したとか、治ったとか、そうは言えないと思うのですが、どうでしょうか？

これからも、現状のような対症療法が続けられる限り、ますます病気と病人が増えることになるのです。

C：健康保険制度の乱用

日本は国民皆保険制度で、とても優れてはいますが、反面その弊害も大きくなっています。つまり、保険ですべて賄うため、保険の乱用が患者側と医師側の双方に出てきたことです。この問題は早急に改善されないと、医療費の財政は早晩パンクする運命にあります。

病院をはじめ、ほとんどの医療機関は保険の適用によって経営が成り立っている現状ですから、当然経営の安定のためには、たくさんの患者さんが来てくれて薬をたくさん使ってもらうこと、そしてまた病気をたくさん見つけて治療を継続することが必要なのです。

人間ドックはその必要性によっても生まれてきたわけで、ドックの普及はますます病気と病人を増加させることにもなるのです。

一方、患者の方としましても老人医療のように初診料さえ払えば後はわずかの負担で済むため、頻繁に病院に通い色々な薬をもらうわけです。最近の老人医療費の急速な増加が示すごとく、今後の長寿社会ではさらに増加するので健康保険制度も早急に見直しが必要とされるわけです。

以上、簡単ながら、この3大原因こそ現在の医薬行政の問題点であると同時に薬害による病気の増加をもたらし、そしてまた国家予算をも食い潰す元凶なのです。

6-3 健康で長生きの秘訣は『予防治療』

前記のような問題点を解決し、病気にならずに長寿の恩恵を受けるためにはどうしたら良いでしょうか？

すでに申し上げた通り、現状の医療行政が続くかぎり病気と病人はますます増加します。なぜなら、薬（対症療法）では、病気の根本原因までは治せないばかりでなく、人間の持つ自己治癒力を低下させ、その結果として病気にかかりやすくするからです。

私の妻は10年前に、度重なる検査と薬や注射漬けの3か月の入院の末、すい臓ガンで死亡しました。その時私は薬や注射に頼る現代医療に失望し、妻の死が動機となって本格的にカイロプラクティックの治療の勉強を開始した次第です。

妻がまだ元気な頃、カイロプラクティックは手の技だけで病気を治すことができる根本療法なので、お互いの健康のためにも勉強したいと私が言った時、妻は「薬も飲まずに病気が治るのなら、お医者さんなんかいらないわよ」と言って全然話を聞こうともしなかったのを今も時々思い出します。

大多数の日本人は対症療法の現行医療に頼っているため、根本的に病気を予防する方法を知らずに、いつも病気の影におびえながら毎日を過ごし、氾濫する健康に関する本やテレビなどの情報に振り回され一喜一憂しているのが実情ではないでしょうか？

それでは、病気予防のために年に1～2回の人間ドックの検査で十分でしょうか？

残念ながらドックの目的は病気の早期発見で、発見された時には手遅れになっている可能性が高いのです。また、たとえドックで異常なしと言われても安心はできません。すでに病気に向かって進行中（未病状態）かもしれません。ドックで異常なしと言われた人が急に病気になったり、死亡するという事例が数多く出ていることでもおわかりでしょう。

病気を見付けてもらうのではなく、病気にならないための積極的な健康管理、つまり病気になる前に（病状が出る前に）どこが悪くなりそうかを見付けて、すぐ治してしまう『予防治療』こそ必要なのです。病気の原因を治す根本療法であればこそ『予防治療』ができるのです。

残念ながら現在この『予防治療』のできる治療院は極めて少なく、ほとんどが対症療法に終始していますので、そんなことができるのかと疑問に思うのももっともです。

そこで、これからあなたにできるだけわかりやすく健康と病気の仕組みについて、さらにその対策がどうして可能になったのかを、歴史的背景から具体的な対策に至るまで、一番大切なところを順を追って説明しますので、どうぞ終わりまで読んで十分に理解を深めていただけるようお願いします。

6-4 健康と病気（自己治癒力）についてよく理解すること

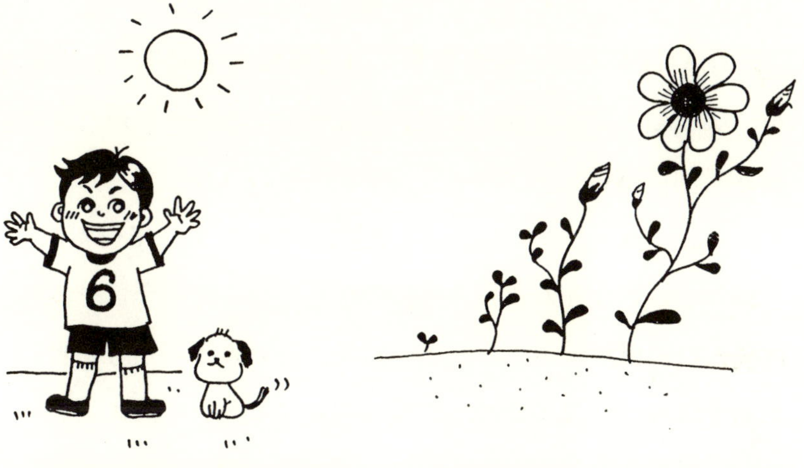

医学の理想は病気の予防、つまり病気を受け付けない健康体を作ることです。

人類から病気を追放し不老長寿のために、有史以前から幾多の先人たちが挑戦し、病気になる仕組みの解明と病気の予防に努めてきました。そして、解剖医学から発達した近代医学は、局部対処の薬の開発とともに急速な進歩を遂げ、現代西洋医学や日本の医療体系の基盤となっています。

一方、薬や手術なしに根本的に病気を治してしまう研究も、たゆみなくなされてきた結果、約110年前アメリカでカイロプラクティックが誕生し、今では専門の大学も16校を数え、約6万人以上のカイロドクターが世界中で活躍しています。

中国や日本においても数多くの無薬療法が開発されましたが、ほとんどは対症療法の域を出ませんでした。しかしながら約50年前に礒谷（イソガイ）力学療法というカイロと匹敵するすばらしい根本療法が日本でも誕生しています。(**6-6**参照)

以上のような先人たちの努力の結晶によって、今日では自己治癒力の存在が証明され、その結果、病気の仕組みも判明し、病気予防も、回復のための治療も可能になったのです。

人間（動物）には、生まれながらに自然治癒力が備わっています。

脳と全身の各組織細胞との間の神経エネルギーの伝達が円滑に行なわれれば、その治癒力は100％発揮され、どんな病気も受け付けません。それが健康です。

しかし、脳から首、背骨の中を通って、全身に分布している脳《のう》脊《せき》髄《ずい》神《しん》経《けい》回《かい》路《ろ》に少しでも異常（頸椎や脊椎のわずかなズレやユガミ、その他による神経圧迫）が発生すると、ちょうどゴムホースを踏むと水の出が悪くなるように、脳からのエネルギーが低下し細胞の機能と活力も低下します。

神経が圧迫されると細胞組織活動が弱まると同時に自然治癒力も低下し、身体の各所に注意信号（コリ、痛み、しびれ等）を出します。さらに悪くなって行くと、やがては〈機能障害〉から〈組織障害〉へと進み、いわゆる病気となります。

それらの神経障害が自己治癒力を上回ればどんなに（薬や手術など）手を尽くしても、もはや回復は不可能でついには死に至ります。

病気とは、短期～長期間（急性～慢性）に起こった神経圧迫によるものなのです。

6-5 自分の健康は自分で守るための治療法と健康法

病気を治すのは薬ではなくあなた自身の自然治癒力ですから、病気予防には治癒力を弱める神経圧迫を取り除くことが根本対策です。

本書では、どうして神経圧迫が起こり、その結果身体がどのようにゆがむのか、そしてどんな病気になるのか？　どうすれば神経圧迫を取り除き病気を治すことができるのか？　これからの病気予防はどうしたらよいのかを、わかりやすく説明するとともに、あなたもちょっと練習すればできる『やさしい治療法と健康法』を写真を付け解説しましたので、是非自分で試してみてください。

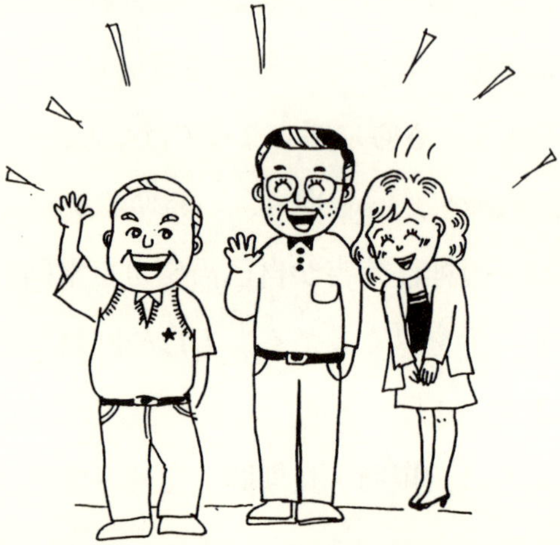

さらに、この治療法によって病気が治る喜びを知り、これからは世の中の病気で苦しむ人を一人でも助けてあげたいという情熱のある人、定年後の人生を治療家として社会に貢献したいと考えている人、そしてまた、現在治療の道に入ってはいるものの壁に突き当たって自信を失ってしまった人や、もっと専門的に勉強したい人たちのために、私が開発した“野口式ソフト

カイロ療法”のすべてをわかりやすく解説しました。

難しい理論や高度の技術などはすべて省いて、ただこのマニュアルの通りに行なえば、治療ができ、効果が上がるようになっております。

また、あなた自身の健康状態と病気の診断をする方法や、自分でできる治療法と健康法を覚えれば、あなたがご家族全員の健康管理を立派に行なうことができ、健康で幸福な家庭を築くことができるのです。是非とも興味を持って取り組んでください。

6-6 根本療法：世界中に広めたい『礒谷力学療法』

私のソフトカイロの基盤として取り入れさせていただいた治療法の生みの親、礒谷公良先生をご紹介します。

礒谷力学療法は、礒谷先生（1917～1988）が生涯かけて完成した根本療法です。「股関節転移」こそすべての疾病の根源であり、治療はもとより予知、予防、そして病気の再発さえも可能であるという、従来の医学では想像もできないくらいの画期的な治療法で約50年間で治療した患者は150万人にも上っています。

何十年もかけて発見した病気の根源、それを一人でも多くの人の健康回復のために、自分の命を燃焼することが使命であるという殉教の精神で無理に無理を重ねた結果、患者治療の戦いに自分の命を燃焼し尽くされたのです。

もっともっとお元気でいて欲しかったのに……。誠に残念でなりません。

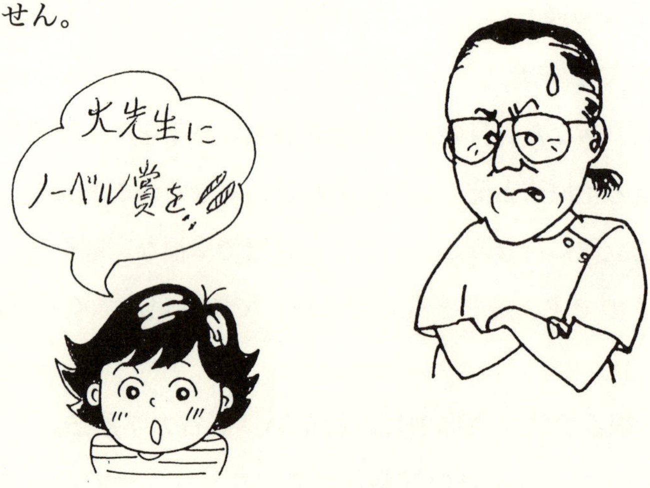

カイロプラクティックを、西洋医学や東洋医学より優れた第三の医学と位置付けるとすれば、礒谷療法はカイロプラクティックに匹敵するか、またはそれ以上の評価を得るべきものと私は思います。

そして、病気の根源を発見、自分の身体を試験台に、そして最後にはその犠牲になって人類を病気から解放しそして人類に健康という幸福を与えてくれた礒谷公良大先生の偉大な功績こそ『ノーベル賞』に値するものと思います。

現在は、大先生の遺志を継いだご息女（礒谷圭秀先生）がこの治療法を一日も早く世界に普及し病気から一人でも多くの人々を救わねばと門下生の育成と組織の拡大のために懸命に頑張っておられます。

私も一門下生として、礒谷式力学療法の普及について同じ使命と責任を果すべく日夜努力をするものです。

礒谷療法についてもっと詳しく勉強したい方、私のように療法師養成コースに挑戦したい人は、礒谷式力学療法総本部、電話 03-3384-1549 までお問い合わせください。

また、礒谷力学療法についての本はすでに数多くありますが、特に圭秀先生が出版された書籍のうち最新のものとしましては『疾病の根元は股関節角度のアンバランス』(現代書林、平成10年12月25日刊) を是非ご覧ください。

6-7 野口式ソフトカイロの公開普及の意義

現代の医学では病気の研究はすばらしく進んでいますが、その原因の研究がまったく行なわれていないため、病気になってしまうと対症療法しか手がないわけで、例えば、入院した患者に対する治療も検査から始まり、注射、薬そしてあとは手術その他となるわけですが、その間患者はただ安静にしているだけで、もしもその患者の自己治癒力が弱くなっていれば助からないことになります。

しかし、病気の原因がわかっていれば治療も違ってきます。病気と自己治癒力との戦いに、敵の本丸、つまりその病気の原因がなくなれば、当然患者の自己治癒力が勝つのです。敵は全滅したのですからその病気は再発しませんし、完全に治ってしまいます。

野口式ソフトカイロはその名の通り、ソフトな手技だけでその治療には一切薬とか注射は必要ありませんし、治療は極めて安全でかつ少しも痛くありません。

一方、現代医学は、外部からの薬や注射で病気をやつけようとするわけですが、あくまでも対症療法でその病気の原因は取り除かれないで依然として存在している、つまり敵の本陣は健在なので、また力をつけて攻撃してきます。したがって、一時的に回復してもまた再発してしまうのです。

若い人はまだ一時的にでも回復したことになりますが、治癒力の低下した老人の場合には回復のチャンスが低くなるわけです。野口式ソフトカイロ療法は疾病の根本原因からの治療なので、実行する人たちにとっては薬や入院が不要なばかりでなく、病気の再発の心配もいらず、生涯健康で人生を全うすることが可能となります。

すでに申し上げた現行医療制度の問題点——Ａ：薬の多用による治癒力の低下はなくなり、Ｂ：細分化された対症療法を受ける必要がなく、Ｃ：健康保険も健康なら使う必要がなくなります。問題点すべてが解決されるので、もはや医療財政のパンクなどを心配する必要はなくなると同時に、健康保険料の高負担からも解放されることになるのです。

以上でおわかりの通り、野口式ソフトカイロ療法という根本療法の一日も早い普及こそ、今日の、そして来る21世紀の日本に最も必要であり、かつ私の使命であると思い、『〈野口式〉ソフトカイロ療法——あなたもできるやさしい治療マニュアル』の公開普及に踏み切った次第です。

このままでは増加するばかりの病人と病気、そして薬害、それらの病苦から一人でも多くの人々を救うために是非あなたのご協力をお願いする次第です。

7 誰にでもわかる病気の仕組み

7-1 根本療法こそ本当の治療法（原因と結果）

物事には必ず原因（動機）と結果があります。悪い結果はその原因を直さなければ問題解決にはなりません。病気も例外ではありません。治療するためには、結果である症状ではなく、その原因を調べ取り除くことが本当の治療なのです。

7-2 病気を治すのは自己治癒力（生命エネルギー）

人間はもちろん、すべての動物には自然治癒力が備わっておりどこかが悪くなると自分で治してしまいます。しかし、自己治癒力が低下すると病気は治らずついには死ぬことになるのです。したがって健康を保つ条件は、いかに自己治癒力を高め維持するかということになります。

7-3 一番大切な中枢神経（脳脊髄神経）

私たち人間は中枢神経によってコントロールされており、そのコントロールが狂ってくると病気になります。自己治癒力もその神経によって働きます。神経は筋肉を動かし筋肉は関節（骨格）を動かし、そして人間は体を動かすことができます。また骨格と筋肉は神経を保護しています。

7-4 3者のバランスが健康を保つ（ナーブ：マッスル：ボーン）

ナーブ（神経系）とマッスル（筋肉系）そしてボーン（骨格系）の３者のバランスが崩れると身体がユガミ姿勢が悪くなり、その結果自己治癒力が低下して感覚障害や機能障害、つまり病気が発生します。

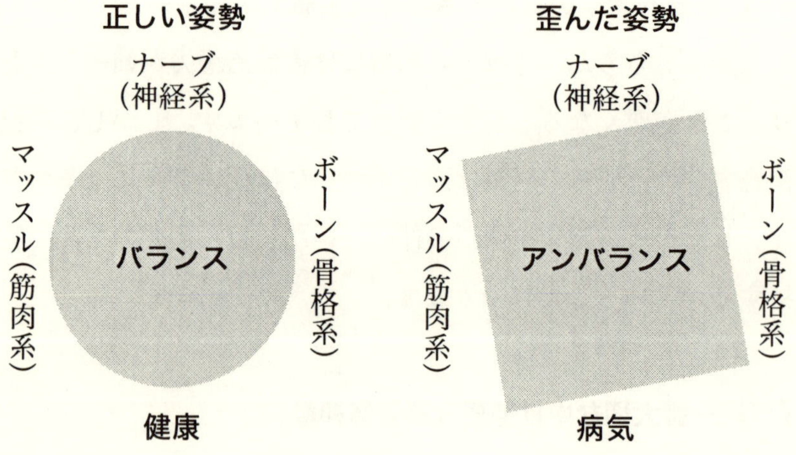

7-4-A（ナーブ）脊髄神経系及び関連組織図

脊髄神経と関連する主な組織と内臓

頚椎	C-1	頭部、脳
	2	視聴神経
	3	顔面神経
	4	鼻、口
	5	咽頭、声帯
	6	頚部、肩
	7	甲状腺、肩
胸椎	T-1	冠状動脈
	2	心筋
	3	呼吸
	4	胆嚢
	5	胃
	6	膵臓
	7	脾臓
胸椎	T-8	肝臓
	9	副腎
	10	腸
	11	腎臓
	12	腎臓
腰椎	L-1	回盲部
	2	盲腸
	3	腺
	4	結腸
	5	前立腺
	5	膀胱、子宮
仙骨	S	臀部
尾骨		直腸、肛門

脊髄と脊髄神経

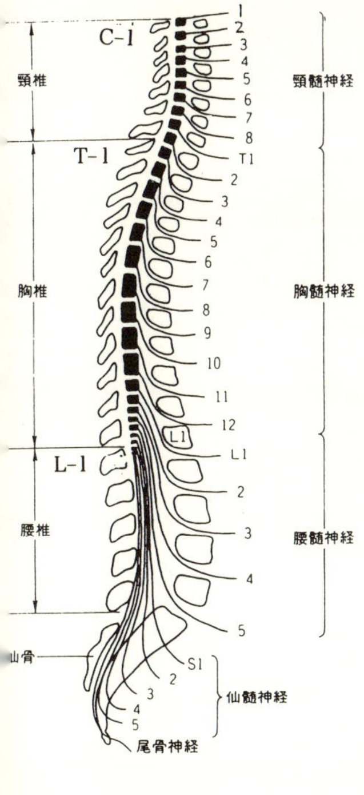

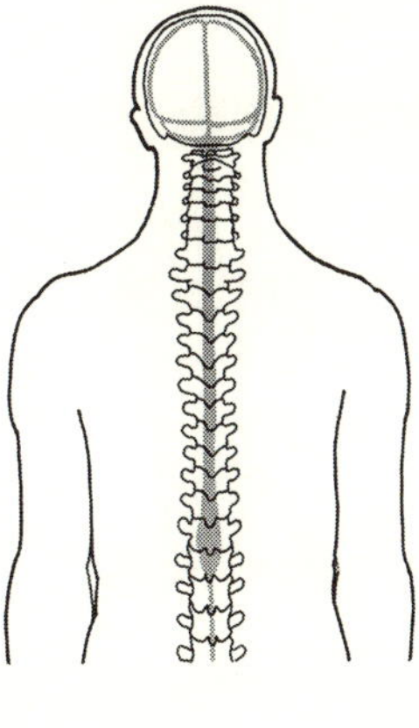

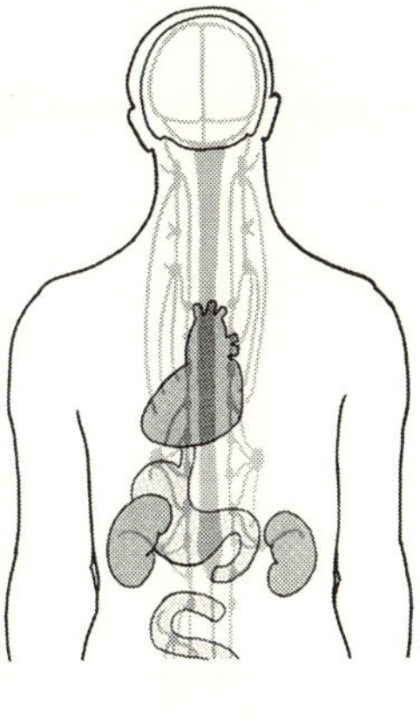

7-4-B（マッスル）人体筋肉図ー前面

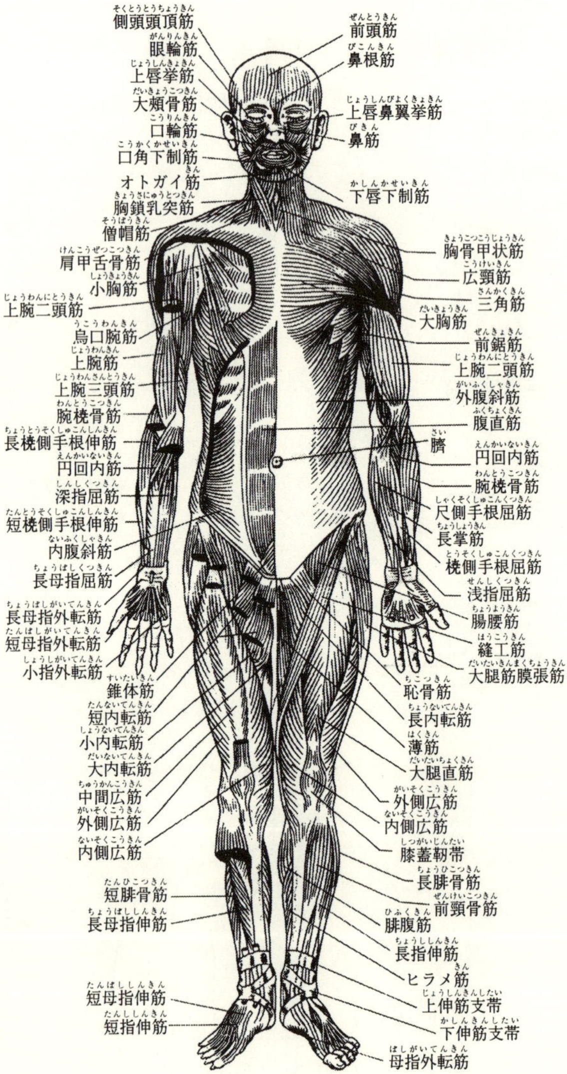

側頭頭頂筋《そくとうとうちょうきん》
眼輪筋《がんりんきん》
上唇挙筋《じょうしんきょきん》
大頬骨筋《だいきょうこつきん》
口輪筋《こうりんきん》
口角下制筋《こうかくかせいきん》
オトガイ筋《きん》
胸鎖乳突筋《きょうさにゅうとつきん》
僧帽筋《そうぼうきん》
肩甲舌骨筋《けんこうぜつこつきん》
小胸筋《しょうきょうきん》
上腕二頭筋《じょうわんにとうきん》
烏口腕筋《うこうわんきん》
上腕筋《じょうわんきん》
上腕三頭筋《じょうわんさんとうきん》
腕橈骨筋《わんとうこつきん》
長橈側手根伸筋《ちょうとうそくしゅこんしんきん》
円回内筋《えんかいないきん》
深指屈筋《しんしくつきん》
短橈側手根伸筋《たんとうそくしゅこんしんきん》
内腹斜筋《ないふくしゃきん》
長母指屈筋《ちょうぼしくつきん》
長母指外転筋《ちょうぼしがいてんきん》
短母指外転筋《たんぼしがいてんきん》
小指外転筋《しょうしがいてんきん》
錐体筋《すいたいきん》
短内転筋《たんないてんきん》
小内転筋《しょうないてんきん》
大内転筋《だいないてんきん》
中間広筋《ちゅうかんこうきん》
外側広筋《がいそくこうきん》
内側広筋《ないそくこうきん》
短腓骨筋《たんひこつきん》
長母指伸筋《ちょうぼししんきん》
短母指伸筋《たんぼししんきん》
短指伸筋《たんししんきん》
前頭筋《ぜんとうきん》
鼻根筋《びこんきん》
上唇鼻翼挙筋《じょうしんびよくきょきん》
鼻筋《びきん》
下唇下制筋《かしんかせいきん》
胸骨甲状筋《きょうこつこうじょうきん》
広頸筋《こうけいきん》
三角筋《さんかくきん》
大胸筋《だいきょうきん》
前鋸筋《ぜんきょきん》
上腕二頭筋《じょうわんにとうきん》
外腹斜筋《がいふくしゃきん》
腹直筋《ふくちょくきん》
臍《さい》
円回内筋《えんかいないきん》
腕橈骨筋《わんとうこつきん》
尺側手根屈筋《しゃくそくしゅこんくつきん》
長掌筋《ちょうしょうきん》
橈側手根屈筋《とうそくしゅこんくつきん》
浅指屈筋《せんしくつきん》
腸腰筋《ちょうようきん》
縫工筋《ほうこうきん》
大腿筋膜張筋《だいたいきんまくちょうきん》
恥骨筋《ちこつきん》
長内転筋《ちょうないてんきん》
薄筋《はくきん》
大腿直筋《だいたいちょくきん》
外側広筋《がいそくこうきん》
内側広筋《ないそくこうきん》
膝蓋靭帯《しつがいじんたい》
長腓骨筋《ちょうひこつきん》
前脛骨筋《ぜんけいこつきん》
腓腹筋《ひふくきん》
長指伸筋《ちょうししんきん》
ヒラメ筋《きん》
上伸筋支帯《じょうしんきんしたい》
下伸筋支帯《かしんきんしたい》
母指外転筋《ぼしがいてんきん》

7-4-B（マッスル）人体筋肉図－後面

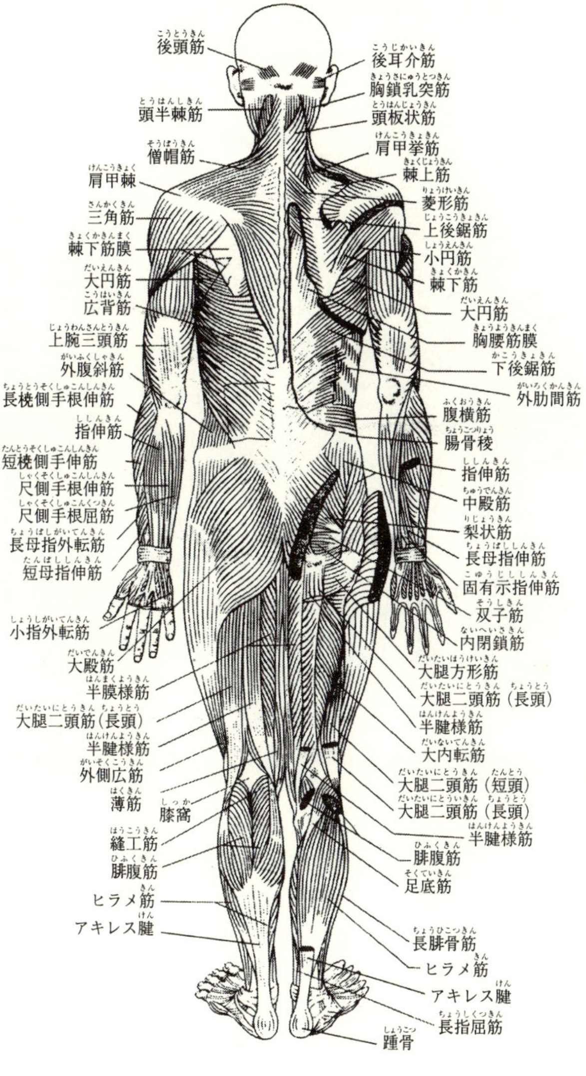
後頭筋《こうとうきん》
頭半棘筋《とうはんしきん》
僧帽筋《そうぼうきん》
肩甲棘《けんこうきょく》
三角筋《さんかくきん》
棘下筋膜《きょくかきんまく》
大円筋《だいえんきん》
広背筋《こうはいきん》
上腕三頭筋《じょうわんさんとうきん》
外腹斜筋《がいふくしゃきん》
長橈側手根伸筋《ちょうとうそくしゅこんしんきん》
指伸筋《ししんきん》
短橈側手伸筋《たんとうそくしゅこんしんきん》
尺側手根伸筋《しゃくそくしゅこんしんきん》
尺側手根屈筋《しゃくそくしゅこんくつきん》
長母指外転筋《ちょうぼしがいてんきん》
短母指伸筋《たんぼししんきん》
小指外転筋《しょうしがいてんきん》
大殿筋《だいでんきん》
半膜様筋《はんまくようきん》
大腿二頭筋《だいたいにとうきん》(長頭《ちょうとう》)
半腱様筋《はんけんようきん》
外側広筋《がいそくこうきん》
薄筋《はくきん》
膝窩《しっか》
縫工筋《ほうこうきん》
腓腹筋《ひふくきん》
ヒラメ筋《きん》
アキレス腱《けん》
後耳介筋《こうじかいきん》
胸鎖乳突筋《きょうさにゅうとつきん》
頭板状筋《とうはんじょうきん》
肩甲挙筋《けんこうきょきん》
棘上筋《きょくじょうきん》
菱形筋《りょうけいきん》
上後鋸筋《じょうこうきょきん》
小円筋《しょうえんきん》
棘下筋《きょくかきん》
大円筋《だいえんきん》
胸腰筋膜《きょうようきんまく》
下後鋸筋《かこうきょきん》
外肋間筋《がいろくかんきん》
腹横筋《ふくおうきん》
腸骨稜《ちょうこつりょう》
指伸筋《ししんきん》
中殿筋《ちゅうでんきん》
梨状筋《りじょうきん》
長母指伸筋《ちょうぼししんきん》
固有示指伸筋《こゆうじししんきん》
双子筋《そうしきん》
内閉鎖筋《ないへいさきん》
大腿方形筋《だいたいほうけいきん》
大腿二頭筋《だいたいにとうきん》（長頭《ちょうとう》）
半腱様筋《はんけんようきん》
大内転筋《だいないてんきん》
大腿二頭筋《だいたいにとうきん》（短頭《たんとう》）
大腿二頭筋《だいたいにとういきん》（長頭《ちょうとう》）
半腱様筋《はんけんようきん》
腓腹筋《ひふくきん》
足底筋《そくていきん》
長腓骨筋《ちょうひこつきん》
ヒラメ筋《きん》
アキレス腱《けん》
長指屈筋《ちょうしくつきん》
踵骨《しょうこつ》

7-4-C（ボーン）人体骨格と関節及び神経回路

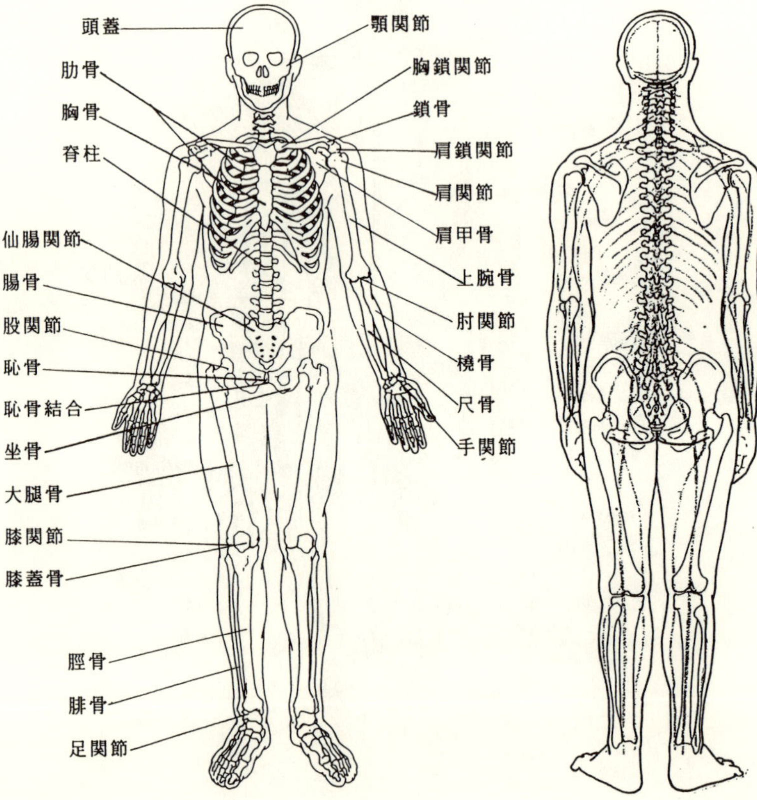

7-5 3者のバランスが崩れる原因

人間は次のような理由で姿勢が悪くなり、その結果次のような経過で病気になるのです。

健康

↓

人間は２本足で行動するため左右の足のバランスが崩れやすく、特に、永年の生活習慣、寝相、運動、職業等によって、さらには事故による怪我などによっても左右の足の長さが違ってきます。

↓

普通、左右の足の長さの違いは、足の開き方（股関節の角度の違い）によって発生します。長いほうの足が開いており、短いほうが閉じており、その結果、最大5センチもの長短の違いとなります。**[重要]**

↓

左右の足の長さが違えば、当然、足によって支えられている骨盤の高さも左右が違ってきます（足の長短の診断ができます)。

↓

『大切なことは、この段階での左右の足の長短から次の

8-3、**8-4**、**8-5**に詳しく記載されているように、今後発生する障害や病気を予測することが可能だということと、さらには前もって予防治療が可能となったことです。』

↓

骨盤の角度（高さ）が違うと、左右の筋肉系のバランスが悪くなり、同時に背骨は左右に曲がったり、ねじれたりしてユガミます。背骨がゆがむと神経が圧迫されて、当然自己治癒力も低下します。

↓

背骨を取り巻く筋肉系のバランスが崩れ固くなると、背骨をさらにゆがめ、神経圧迫も進行し治癒力もいっそう低下するので回復にも時間がかかるようになります。この頃までには筋肉系に肩こりや腰痛などの痛みが出ます。(感覚障害)

↓

歪みや神経圧迫がさらに進むと、例えば筋肉系では四十肩で手が上がらないとか、または、関連する内臓機能の働きが低下慢性化し、さらに悪化すれば、胃潰瘍や狭心症などのようにそれらの働きに重大な障害が発生します。(機能障害)

↓

神経圧迫によって神経障害がより悪化すると、関連する内

臓の機関細胞のコントロールが困難となり、最終的にはガンなどが発生します。（機関障害）

↓

病気（死）

8 これからは自分の体は自分で治す

8-1 野口式ソフトカイロの根本的治療は至極明解です

Ａ：ナーブカイロ――脳脊髄神経の回路を正常にする

Ｂ：マッスルカイロ――全身の筋肉系のバランスを正常にする

Ｃ：ボーンカイロ――全身の関節（骨格）系のユガミを正す

Ｄ：股関節調整――両足の長短の診断および調整

以上の結果姿勢が良くなると同時に自己治癒力が高まり、次の**8-3**、**8-4**、**8-5**に示された諸症状と諸疾患はすべて改善され健康が回復します。

8-2 野口式ソフトカイロ療法の3原則は？

安全：無痛：効果

治療法は足先から始まって最終は頭部まで、全身にわたって、診断を兼ねた予備治療と本治療の２段階に組み立てられており、3原則の完全実施をより確実にしています。つまり、強調したい治療の特色は、安全のために、足元から開始し、診察を兼ねた軽い予備治療と次に本治療（同じ箇所を2回）を行なうことによって、さらに安全性を高め、痛みも全然なく、かつ治療効果も高くなるということです。

8-3 左足が長い場合の症状とかかりやすい病気は？（「礒谷療法要図」参照）

右側の筋肉痛その他：右肩こり、右偏頭痛、右耳鳴り、右目の痛み、右歯痛、右腰痛、左仙腸《せんちょう》関節痛（ギックリ腰）、左ひざ関節炎、左足通風、左胸部疾患、左乳ガン、原因不明の腹痛、性欲減退、食欲不振など

消化器系統の疾患：口腔、食道、胃、腸、肛門、肝臓、胆嚢、膵臓など

泌尿器・生殖器：腎臓、尿道、膀胱、婦人科的疾患（生理痛や不順、卵巣疾患、子宮筋腫《きんしゅ》等）男子生殖器疾患（前立腺肥大等）

上記の症状や病気にかかっている人はおおむね（90%）左足

が長いと診断できます。(Lタイプ)

なお、症状が重い場合、判断が難しい時は、安全のため当院の治療を受けてください。

8-4 右足が長い場合の症状とかかりやすい病気は？（「礒谷療法要図」参照）

左側の筋肉痛その他：左肩こり、左偏頭痛、左耳鳴り、左目の痛み、左歯痛、左腰痛、右仙腸《せんちょう》関節痛(ギックリ腰)、右ひざ関節炎、右足通風、右胸部疾患、右乳ガン、原因不明の発熱、性欲旺盛、食欲旺盛など

呼　　吸　　器：気管支、肺疾患、胸膜疾患、ぜんそく、呼吸不全、風邪をひきやすいなど

循　　環　　器：心臓疾患、脈搏結滞《けったい》、頻脈《ひんみゃく》、狭心症、心不全、心筋梗塞など

上記の症状や病気にかかっている人はおおむね（90％）右足が長いと診断できます。(Rタイプ)

なお、症状が重い場合、判断が難しい時は、安全のため当院の治療を受けてください。

8-5 左右の足の不均衡が過度になると混合症状となる

8-3、**8-4**の病状がさらに進行して第三期症状（混合症状）となり、両方の症状が出てきて、そのうえ

高血圧、低血圧、脳卒中、半身不随、不眠症、ノイローゼ、そううつ症、ヒステリー、リュウマチ、神経痛（三《さん》叉《さ》、顔面）、四十肩、腎臓病、糖尿病等

の慢性病を併発し、根気なく極度に疲れやすい体質となります。

上記の症状や病気にかかっている人は左右の足のバランスがあまり狂ってない場合と、左右いずれかが長い場合があり複雑です（Sタイプ）。なお、Sタイプの場合、第三期症状（重症）のケースが多いので、安全のため当院の診断治療を受けられることをお勧めします。

8-6 自分の身体の問題点を知り自分で治す

あなたはL型（左長足）かR型（右長足）かS型（混合：第三期）かを自分で総合的に診断します。自分では判断できない時、または確認したい時は『自己健康体型診断表――習慣や体型によるアンケート診断用』（案内編「参考資料」参照）を使用してください。

次に、あなたの症状に合わせて次章の『自分でできる治療法(健康法)』をよく読んで実施してもらえれば、病気予防はもちろん、慢性病も必ず改善します。

8-7 安易な診断と治療は最も危険：良くも悪くもなる根本療法

野口式ソフトカイロ療法は根本療法です。

もし診断と治療の方法を間違えれば病気を治すどころかもっと悪くしたり、病気を作ることにもなります。

見た目の足の長短だけでLタイプとかRタイプと判断してはいけません。

安易な考えで診断をしたり、特に股関節の調整をすることは絶対にしないこと。

少しでも疑問があれば必ず当方にお問い合わせください。

8-3 左足の長い場合（Lタイプ）

礒谷療法要図（非健康体１）

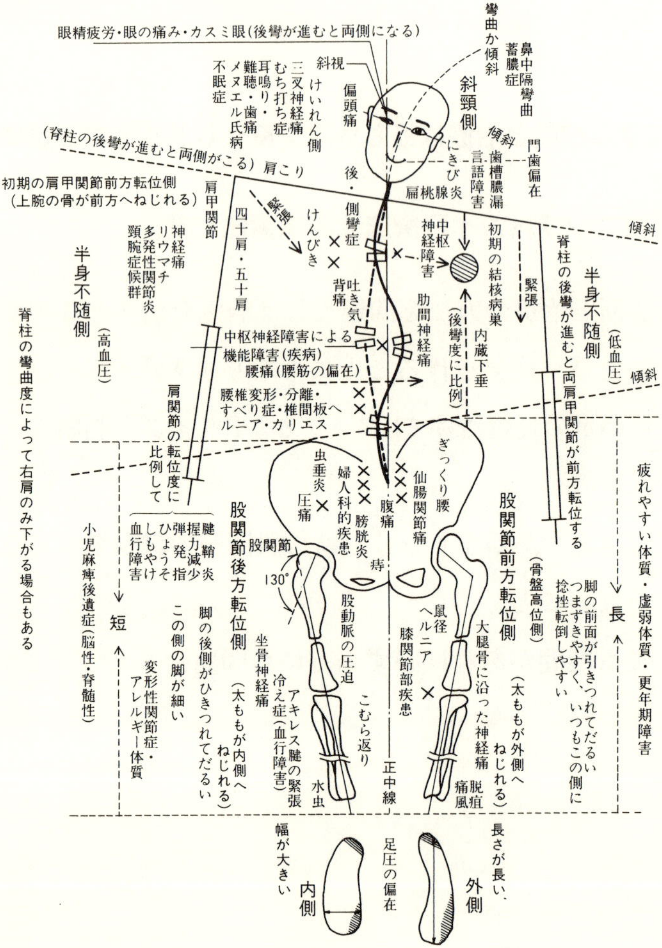

左足の長い場合は、脊柱が右に側彎、後彎するので、消化器系統・泌尿器系統・生殖器系統・婦人科系統の疾患にすでにかかっているか将来かかるが、呼吸器系統・循環器系統の疾患は起こらない。

8-4 右足の長い場合（Rタイプ）

礒谷療法要図（非健康体 2）

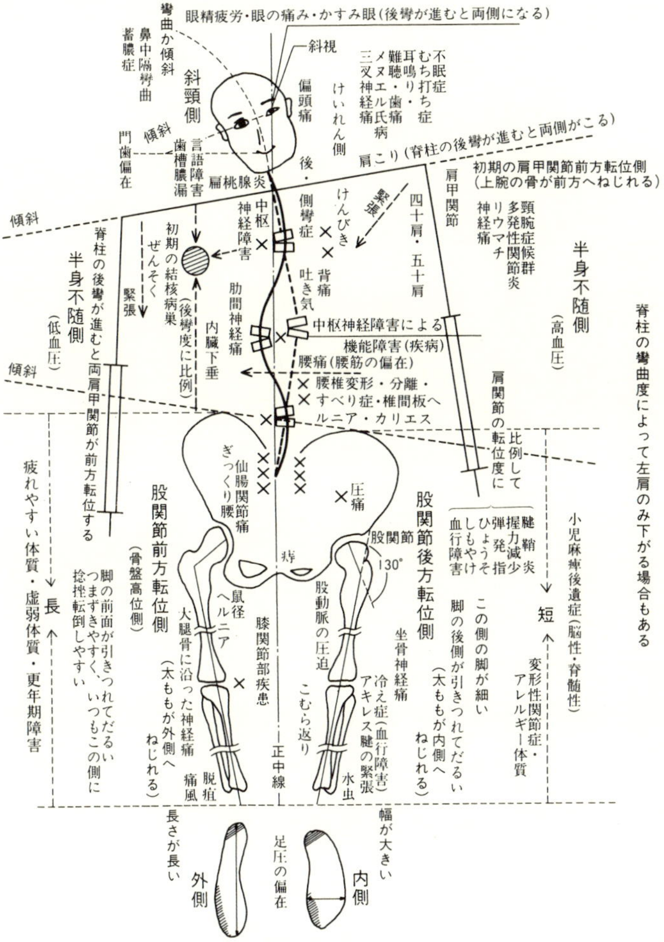

右足の長い場合は、脊柱が左に側彎・後彎するので、呼吸器系統・循環器系統の疾患にすでにかかっているか将来かかるが、消化器系統・泌尿器系統・生殖器系統・婦人科系統の疾患は起こらない。

技術編

病気予防と健康回復法

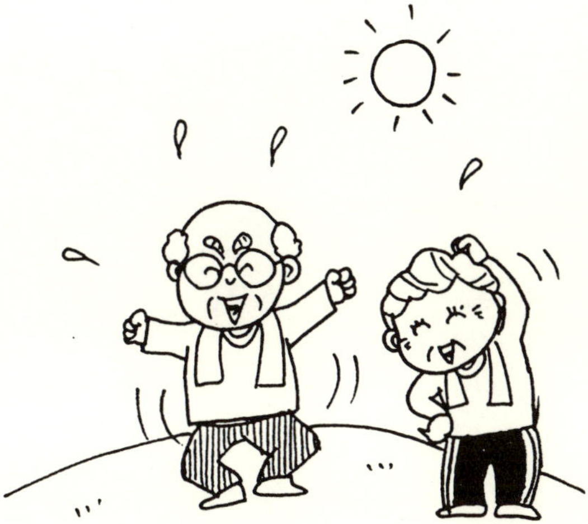

9 自分でできる治療法（健康法）

A：指示通り正確かつ一生懸命に、そしてまた楽しく実行すること。

毎日少しずつでも、継続して行なうこと。

疲れたり、痛みを感じたりしたら、無理せずにすぐに中止して休むこと。

時々このマニュアルを読み返してテクニックを復習すること。

B：毎日健康法：自分でできる一日の健康法（朝から晩まで）の順序

朝　寝床の中で**9-5**ひざかかえ体操（ひざはバンドで縛ったまま）

起きてから　全身バランス体操（以下「全バラ」と略す）**9-2**と**9-3**を交互に。

朝昼夜日中いつでも　**9-6**膝屈伸体操と**9-2**、**9-3**全バラ体操

夜　就寝前にひざをバンドで縛って眠る**9-4**ひざしばり健康法

眠る前に**9-5**ひざかかえ体操（朝と同じ）

入浴時　9-7股関節調整、9-8後頭骨《こうとうこつ》調整

外出時　9-1ニータッチウォーク

9-1 ニータッチ・ウォーク（歩き方）

1日1万歩と言われますが、歩くのは最高の健康法です。しかしその結果ひざが痛い、腰が痛くなったという人がかなり来院されます。足（ひざ）を開いたためにバランスを崩すことは万病のもとです。そこで　健康歩行、ニー（ヒザ）タッチ（付ける）ウォーク（歩行）です。

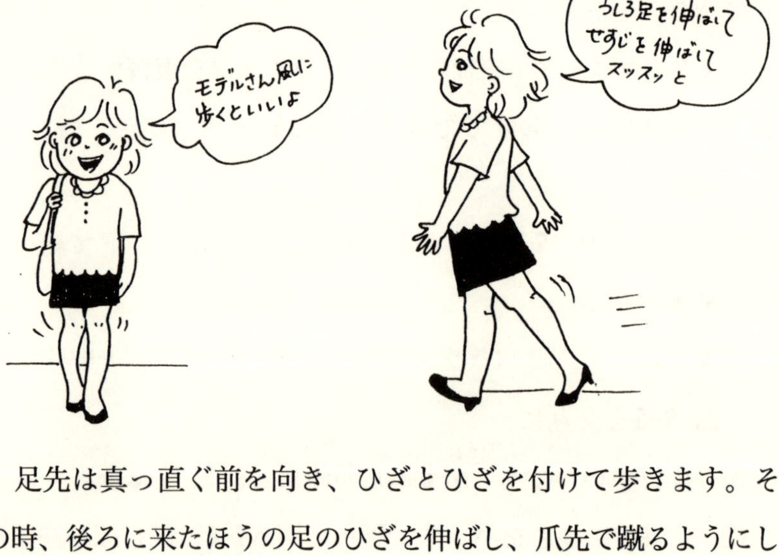

足先は真っ直ぐ前を向き、ひざとひざを付けて歩きます。その時、後ろに来たほうの足のひざを伸ばし、爪先で蹴るようにして歩きます。身体は少し前かがみ、姿勢よく胸を張り、歩行速

度は速くなります。病気予防と若返りの健康法です。毎日いつでも外出の時にも習慣にしましょう。

9-2 万歳体操（全身バランス-1）

自分のタイプ：L（左長足）かR（右長足）かまたはS（混合型）によって足の位置とかかとの開き方が少し違いますので間違えぬように注意をして効果的に実行してください。普通一般の運動のためにはSタイプを行なってください。両足を揃え、両足先とかかとを付けて真っ直ぐに立ちます。

◇Lタイプは左の足先を右より3〜5センチ引き、そして、かかとだけ少し開きます。(20〜30度くらい)

◇Rタイプは右の足先を左より3〜5センチ引き、そして、かかとだけ少し開きます。(20〜30度くらい)

◇Sタイプは両足先を揃え両方のかかとを同じ角度に開きます。(10〜20度くらい)

両手両腕を前に上げ、すぐ下に振り下ろしながら、両ひざを曲げ中腰の姿勢になります。同時に腰を引きお尻を突き出します。次に力いっぱい両腕を振り上げると同時にひざと腰を伸ばし、胸を張って万歳をします。10回ずつ1日3回以上「万歳」

と声を出してください。

要点：ポイントは、両足先を揃えて付けてから、自分のタイプの足の位置を取り、時々確認しながら実行すること。腕を振り下ろし、ひざを曲げながら、お尻を十分に突き出してから、次の万歳で力いっぱい足を伸ばすこと。

全身のバランスが良くなると同時に姿勢が良くなり、健康回復が図れます。この体操は全身の縦のバランスを整えると同時に運動不足の解消はもちろん、あなたの病気予防と慢性病回復に役立つ治療法でもあります。

この万歳体操は次の**9-3**の全バラ体操とコンビ（交互に）で行なってください。効果抜群です。

9-3 全バラ体操（全身バランス-2）

両足を肩の幅に開いて立ち、全身の力、特に肩と腕の力を抜き、腕をダラリと下げます。身体を（腰から先に）左に、顔も同時にゆっくりと回します。力を抜いた右手は、その反動で、左の首と肩の間を叩きます。同時に左手は身体の後ろから右腰の上を叩きます。

次に右に回した時は左手が右肩を、右手が後ろから左腰を叩きます。

左右交互に腰と首（身体）を回し、その度に肩（首）と腰を叩きます。

はじめ10回往復、次の10回目は首と腰（身体）をより大きく回すようにします。

合計20回くらいで、**9-2**の万歳体操と交互に、1日3回以上実行してください。運動不足解消、病気予防と慢性病への効果抜群です。

全身バランスが、**9-2**（縦の調整）と**9-3**（横の調整）によって完成します。

要点：ポイントは、全身、特に腕の力を完全に抜くこと。

腰から身体を回すようにすること。顔（首）も一緒に十分に回すことです。

野口式マジックバンド療法（9-4、9-5、9-6参照）

『通称N-バンドを使って行なう運動療法です』

9-4 ひざしばり睡眠法（万病回復法）

野口式マジック健康バンド（通称N-バンド）3本でひざ小僧のすぐ上とすぐ下、そして足首の3か所を縛り、両ひざが就寝中に開かぬようにします。

睡眠中ひざが開かなければひざのところの2本だけでOKです。ただしO脚やX脚の治療には足首もしばり合計3本使います。

毎晩縛って寝ると、体調が良くなるので縛って寝る習慣になります。

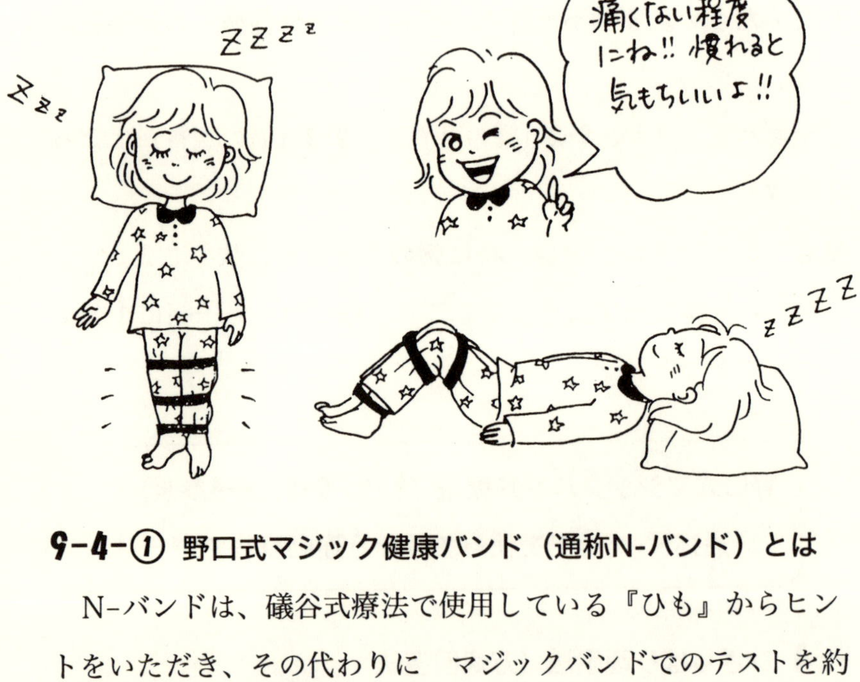

9-4-① 野口式マジック健康バンド（通称N-バンド）とは

N-バンドは、礒谷式療法で使用している『ひも』からヒントをいただき、その代わりに　マジックバンドでのテストを約3年間行なった結果、いつでもどこでも簡単に装着できる「健康バンド」として私が考案したものです。

約90％の人は左右の足の長さが違います。その違いはほとんどが股関節の開く角度が原因で、それは主に長い間の習慣から発生します。

特に人生の3分の1は寝ていますから、寝相の悪さは最も影響大です。

その結果、ひざも開いてきて骨盤や背骨のユガミとなり姿勢を悪くし、同時に身体の各所に異常が発生し病気となります。そこで病気の回復と予防のために、まず第一に**9-4**のひざしばり睡眠法によって足の開きを寝ている間に調整します。N-バンドは**9-5**や、**9-6**の足の調整が自分でできる運動療法だけでなく、さらにはひざ開きの防止やO脚の治療など、家庭内でも、外出時でもできる手軽な健康法です。(著作権登録済－78475)

N-バンドは当院で販売しています。(１本1000円)

要点：体のユガミは、睡眠中の寝相の悪さからもきます。

いつも横を向いて寝る癖のある人は、左を下にすると右足、右を下にすると左足が開き、開いたほうの足が長くなり、10年～20年という長い間には前記（**8-3**、**8-4**、**8-5**参照）のとおり重大な病気になって行くのです。毎晩縛って寝ることは病気予防はもちろん、O脚をはじめ、各種の慢性病、ひざが開くことによってもたらされる以下の諸症状が改善されます。

ひざ痛、高低血圧、冷え性、肩こり、首痛、頭痛など…そのほか全身の血行が良くなるので疲労回復そして老化防止による若返りなどのすばらしい効果があります。ひざが開かぬようにできるだけ強く縛り（ひざが痛くない程度）毎晩縛って寝る習慣をつけることです。

なお、身体のゆがんでいる人、O脚の人や寝相の悪い人などは、ひざが開いているため、最初はなかなか慣れませんが、身体の具合が良くなってきますので、それまでの辛抱です。身体がバンドに慣れるまでにある程度の日数がかかります。

9-4-② 野口式マジック健康バンドの代替えひもの作り方

5センチ幅の滑らない布で、長さ150センチくらいのひもを作ります。そして中央部に50センチほどの芯を入れます。芯はしわにならないくらいの硬めの布が良く、両端には芯を入れません。堅く結んでも痛くないものを3本お作りください。

9-5 ひざ抱え体操（疲労回復法）

両ひざのすぐ上をN-バンド（または手作りのひも）でひざが開かぬようにきつく縛ります。

畳または薄い布団に横になります。両手で両ひざを抱えて前後にひざを揺すります。

ひざと身体を直角にすると腰の治療になり、もっと顔のほうにひざを近づけて揺すると背中（胸椎）や首（頚椎）の治療になります。全身の筋肉が柔らかくなり血行はもちろん神経系の流れも良くなりますので、疲労回復効果は抜群です。疲れた時にはすぐに横になり、ひざを抱えて揺すってください。

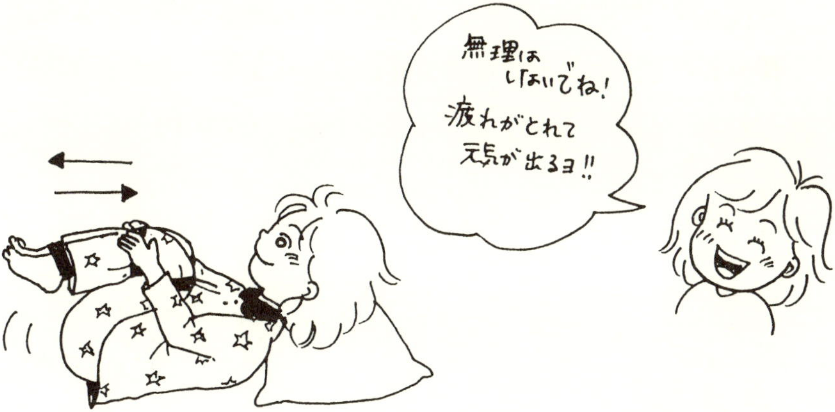

要点：ひざを抱える時はしっかりと持って、絶対にひざを開かぬこと。その前にN–バンドでひざを縛ってください。野口式バンドがない方は、前記（**9–4–②**）にあるひもの作り方を参考にして作ったひもでひざのすぐ上を縛ってからひざを揺すってください。

9-6 ひざ屈伸体操（強制治療法）

いつでもどこでも安全に、一人で楽しく、しかも簡単にできる運動療法です。

運動不足の解消だけでなく、自分でできる即効性のある健康法であり、そして「強制治療法」です。慢性病の改善と回復には最高の効果が期待できる方法です。

毎日実行して習慣にすれば、すばらしい効果が期待できます。

自分のタイプによって足の位置が変わります。(注意：O脚治療のためにはN-バンド１本でひざの上をしばります)

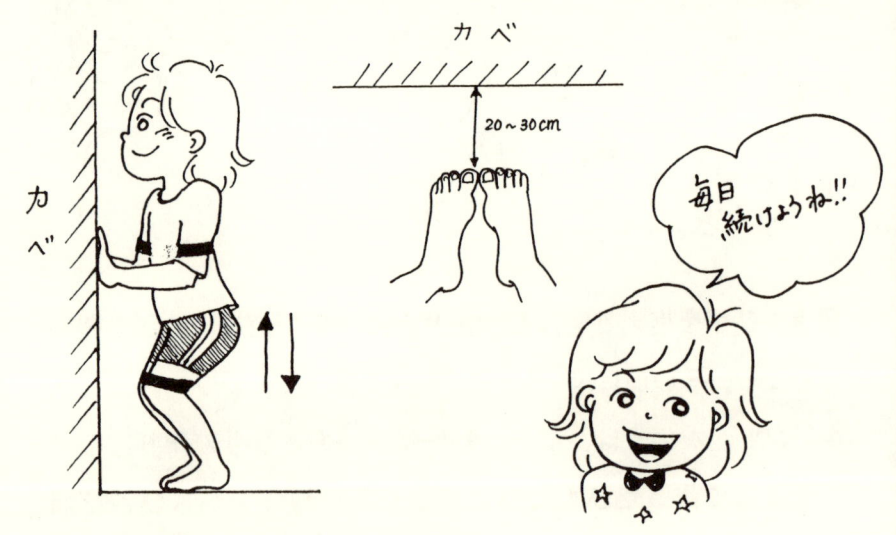

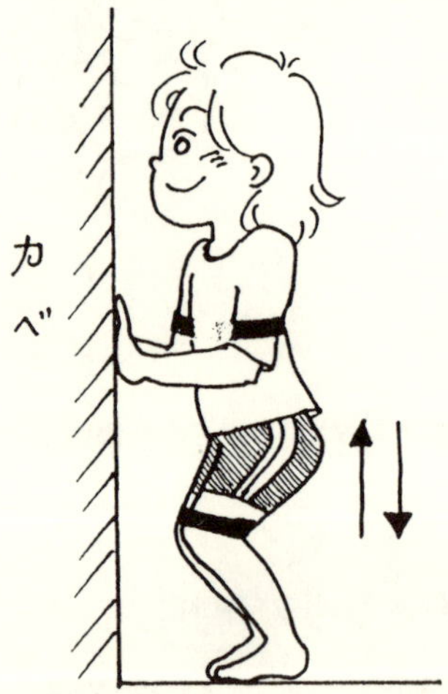

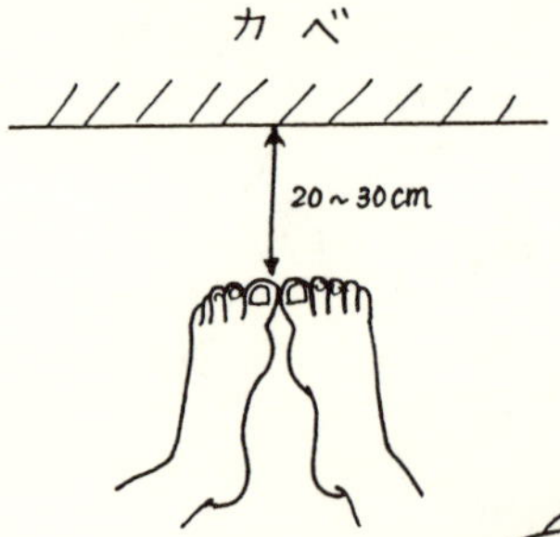

①まず両足先を揃えて立ちます。

◇L型は左足先を3～5センチくらい後ろに引き、左かかとを

20〜30度くらい開きます。

◇R型は右足先を3〜5センチくらい後ろに引き、右かかとを20〜30度くらい開きます。

②両手はひじを直角に曲げ、胸を張り、肩を後ろに十分に引きます。

③次に『N–バンド』を自分で両腕に掛けます。

バンドの掛け方：まずN–バンドの両端のマジックを付けて輪を作ります。バンドを裏返しにして（バンドの柔らかい面が腕に当たる)、片方の二の腕にバンドをかけます。バンドを背中に回し、もう一方の腕を輪に入れ二の腕にかけます。バンドで腕と肩が後ろに引かれ胸が張ります。

代替えひもの場合：自分では困難なので誰かに両腕を後ろから縛ってもらい、腕と肩が後ろに引かれて胸が張るようにします。

④お尻を後ろに突き出しながらひざを曲げ、胸を張って屈伸運動をします。かかとはひざを曲げた時に自然に上がり、伸ばした時は正確に下につけます。

初めは身体が不安定になり、正確にできないので、両手の指先を壁に当てるとか、机などにつかまって行なってください。慣れてくればテレビなどを見ながら楽しく行なえるようにもなります。

要点：LとR型の足の位置は反対になり、S型（LRが不明、または混合型）は両かかとを20～30度くらい、左右同じ角度に開いてください。回数は毎日、いつでも（ただし、食事後の30分は除く）良く、100回～数千回を何回かに分け、1日の合計回数を増やして行くとより効果があります。

慢性病治療のための目標は1日2000～3000回以上です。ひざを曲げる角度は普通の人は浅い角度（20～30度)、運動をしている人はより深く曲げてください。

9-7 入浴療法①（股関節調整)

お風呂に入ると全身の筋肉が柔らかくなり血行も良くなるので入浴中の治療は特に効果があります。そこで病気改善の根本調整である股関節調整を入浴中に行ないます。

自分のタイプ（LまたはR）がわかったら、お風呂の中であぐらをかき、自分の長いほうの足（開いているほう）のひざを立て、両手でそのひざ頭を抱え、息を吐きながら、反対側の肩を目掛けてひざを引き寄せます。痛くない程度に強く引いてください。

この時必ず姿勢を正しくし、胸を張り、(湯漕の壁に背中をつけるとよい）特に引き寄せるほうの肩を前に曲げぬよう注意してください。この動作を5〜10回くらい行ないます。

要点：自分のタイプがわからない人やSタイプ（混合型）は股関節の可動性を良くするために両足を交互に5〜10回くらい行なってください。

なお、お風呂の温度は38〜40度くらいの少しぬるめにして、特にRタイプ（右足の長い人）は、あまり長湯しないよう注意してください。

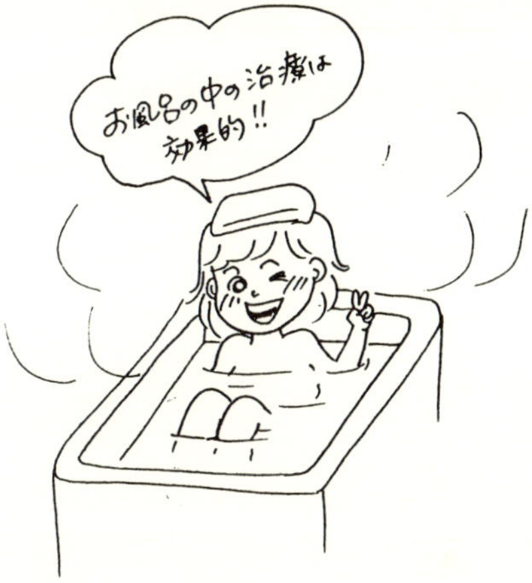

9-8 入浴療法②（後頭骨《こうとうこつ》調整）

お風呂に入って身体が温まったら、お風呂のふち（風呂桶の縁）に頭を寄りかからせ、首と頭の境目辺りをお風呂の縁に当て、頭をゆっくり左右に転がすように動かします。絶対に強く圧迫してはいけません。

首が痛くない程度にゆっくりと左右に10〜20回くらい行ないます。頭痛や首痛、肩こりなどが軽快します。

後頭骨治療*の効果と、お風呂の効果とが相まって、慢性病や内臓疾患がより一層改善されます。

＊10-[08] 後頭骨治療法／参照

要点：お風呂の温度は38～40度くらいの少しぬるめにし、特にRタイプ（右足の長い人）は、あまり長湯をしないよう注意してください。

10 野口式ソフトカイロ療法

自己治癒力を高め病気を追放する根本療法

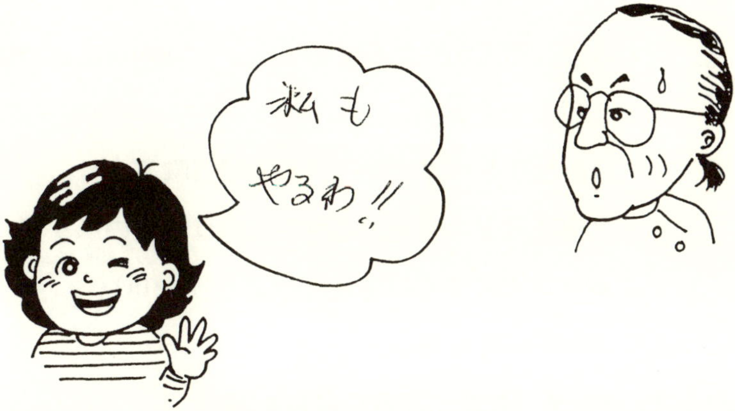

野口式ソフトカイロ療法は、その名のごとくソフトで全然痛みもなく、副作用も一切ない効果抜群の根本療法です。そのテクニックはやさしく簡単で、力もあまり要りませんから、お年寄りでももちろん女性の方でもこのマニュアルをよく読んで、少し練習すれば簡単に覚えて実行することができます。

さらに、各部門別のテクニックを使えば部門ごとの（対症）治療ができるようになっています。

ただし、実施に当たってはマニュアルの指示に従い、真剣かつ慎重に行なってください。もしも不明なところがあれば、当院の指導を受けることをお勧めします。

10-A 治療の準備──必要な用具や説明用語その他

では、野口ソフトカイロ整体院で行なっている治療をご案内します。まず治療の準備から始めましょう。(　)内は家庭で用意できる代替え用品です。

A-a：使用治療台はトーマステーブル／頭部胸部・骨盤各ドロップ機能付き（家庭で治療する時は普通のベッド、ソファーベッドまたは薄めの敷き布団で可)

A-b：必要な治療補助用具は、

1 カルテ（診断記録書)（**11-4**参照)

2 普通の柔らかい白いタオルとフェイスペーパー(タオルで可)

3 ホットパック（モイストヒートパック）3枚(お風呂上がりなら不要)

4 治療用半円枕（大中小各1）3個（座布団で可)

5 大型バスタオル（患者の上にかける）1枚

6 野口式マジック健康バンド2本（家庭で作成：**9-4-②**代替えひもの作り方／参照)

7　患者の治療衣は薄手の綿の長そで・長ズボンが良い（パジャマで可）

A-c：治療の説明に使用する記号や略字は、

［　］は主な治療部門と項目

（　）具体的な調整手順とテクニックの説明

A（ADVICE）は注意点や細かいテクニックの方法とそのポイント説明

P（PATIENT）は患者

PHは(PATIENT HEAD)患者の頭部側

Dは(DOCTOR)先生

マニプレは（MANIPULATION）指圧、マッサージ、その他を含むカイロの手技の呼称

A-d：治療の主な内容は（　）と**A**でわかりやすく説明しています。順番に沿って読み進むうちに診断と調整の手順と方法、調整のテクニックそして治療の目的や主な効果がわかるように工夫されています。

では、早速実際に患者を診察しながら治療する『安全、無痛、効果』の具体的な野口式ソフトカイロ療法を始めます。

10-[01] 患者を迎えて治療の前に

A-a：治療に入る前に必ずカルテを記入してもらい、カルテに沿って問診を行ないます。患者が治療に適しているかの判断をします。どこがどのように痛いのか、その原因は？　いつからかなど、さらに過去の病歴や手術の有無、薬の服用等々。また、治療は痛くなく、副作用も全くないことを前もってよく説明しPを安心させること。

A-b：治療に入る前に患者をよく観察します。顔の傾き、目の大きさ、唇の左右の高さ、肩の高さ、猫背かどうか、背中の凹凸の程度、肥満型か痩せ型か、つぎにPに立ってもらい足の開き具合や、骨盤の高さ、両手を上に挙げた具合や身体を前に倒し両手が床につくかどうかをチェックします。最後に体重を量ります。以上の観察や検査結果をカルテに記入します。

A-c：患者をうつぶせにテーブルに寝かせる前に、顔の部分に白いタオルとその上にフェイスペーパー（FACE PAPER）を乗せ、鼻の部分を凹ませます。(家庭では座布団を四つに折り、ひもで固く縛り、その折れ目のところに鼻が来るようにします。その座布団の上にタオルを敷き患者の顔に当てます)

トーマス調整用ドロップテーブル

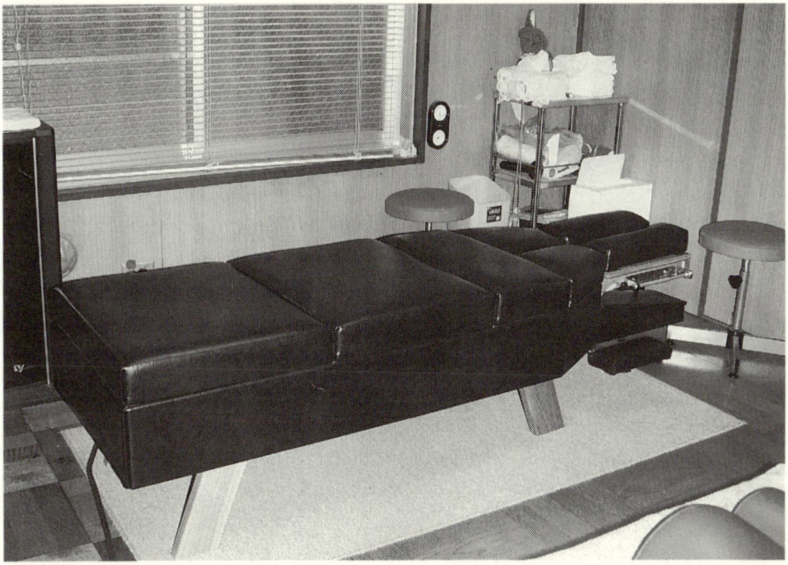

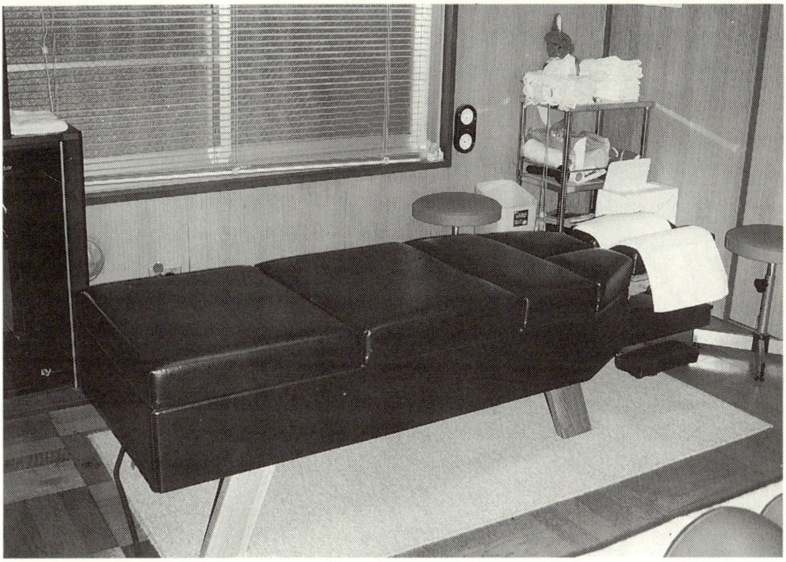

顔のところにタオルとフェイスペーパー

左から大型バスタオル、治療用枕（小・中・大）、タオルとフェイスペーパー

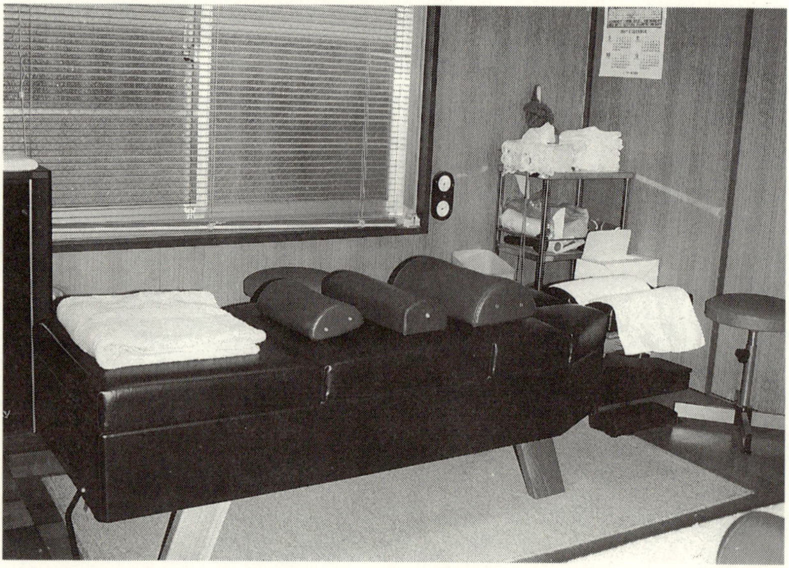

10-[02] 足の長短の検査と筋肉と関節調整（下半身の治療）

（手順1）Pをうつぶせにテーブルに寝かし、足を揃え両足首を治療用半円枕（大）に乗せます。

まず足の長短と足のサイズの違いを見て、次に背骨の曲がりをチェック、腰《よう》部《ぶ》腸《ちょう》骨《こつ》稜《りょう》の高さをチェックします。

A：足の長短は、Pの両《りょう》脛《けい》骨《こつ》内《ない》踝《か》の出っぱりにDの両中指を当てて比較します［写真-1］。背骨はDの中指と人差し指で頸椎から胸椎、腰椎まで軽くはさむようにしながら、ゆっくりと触診します。

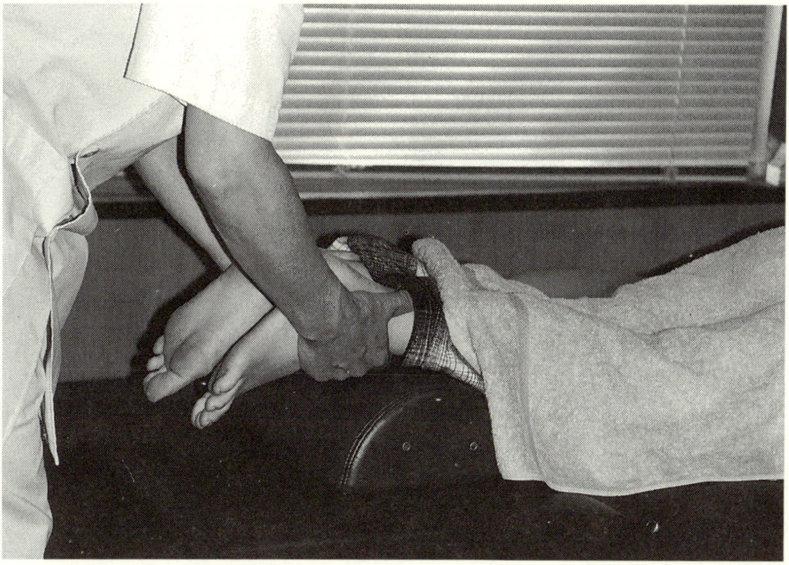

手順1／写真-1

（手順2）肩、背中、腰を温めます（ホットパック3枚使用）3分以上温め、筋肉をやわらかくします。なお、お風呂に入ってから治療する時はホットパックは不要です。

A：ホットパックはモイストヒートパック（温湿パッド）を使用しています。これは電子レンジで温めるだけで使用でき、手間もかからず便利で最良と思います。

電子レンジで3〜5分程度温め肩、背中、腰に乗せ、その上から大型バスタオルを肩から足まで縦にかけます［写真-2、3］。

（手順3）DはPの足元に立ち、両手でまずPの左足首をつかみ

手順2／写真-2

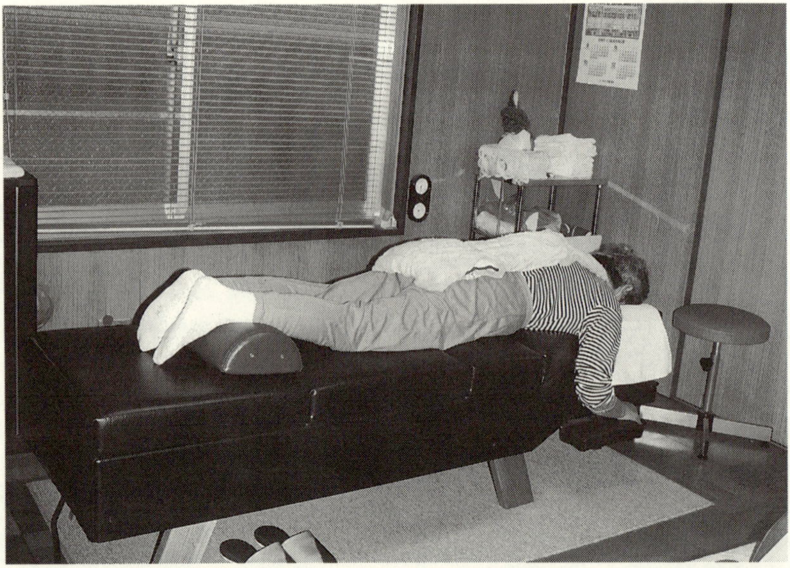

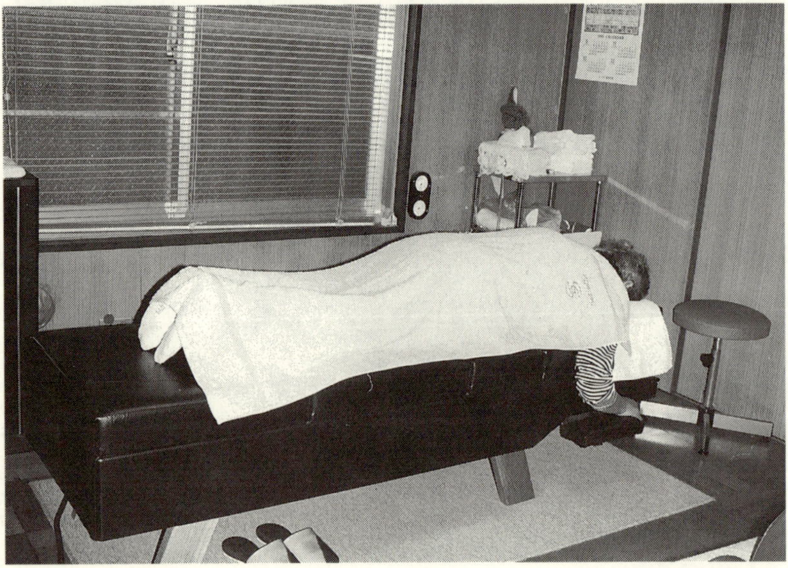

手順2／写真-3

手順3／写真-4

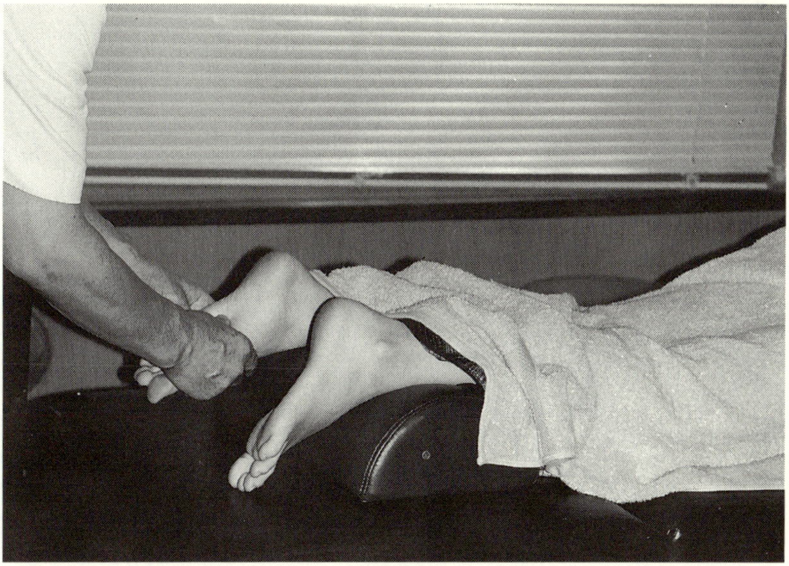

両親指で足の裏をマニプレ（指圧）します。次に右足指圧、右左の足裏の固さを比較、柔らかいほうの足が長い確率が高い。

A：足裏はまんべんなくDの両手の親指で片方1分程度マニプレ（指圧）します［写真-4］。Pはこれで全身の治療を受ける用意ができ、かつ疲労回復効果も大きい。

（手順4）Dは片方ずつPの足首を回しアキレス腱を柔らかくします。左右の硬さの比較で、(3)と同様柔らかいほうが長足の確率が高い。

A：片方ずつ足首を持ち上げ、軽く回す：3〜5回程度足首関節の調整［写真-5］。

手順4／写真-5

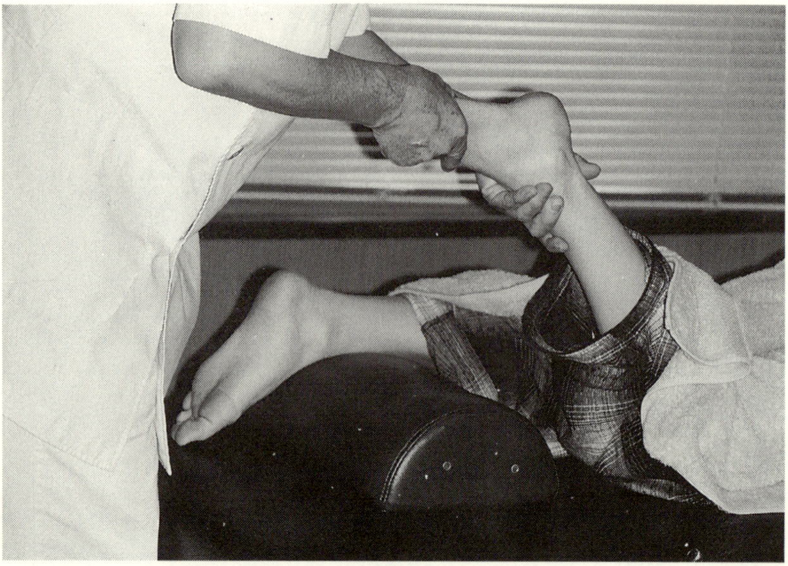

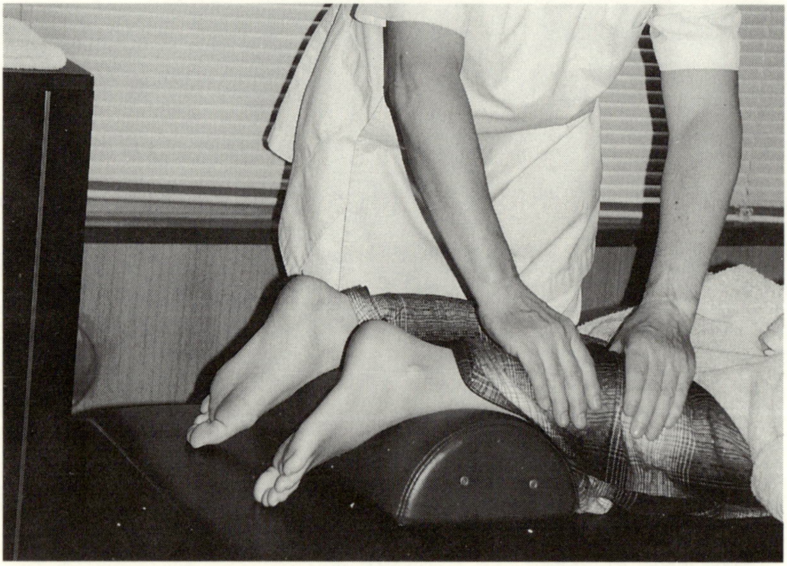

手順5／写真-6

手順6／写真-7

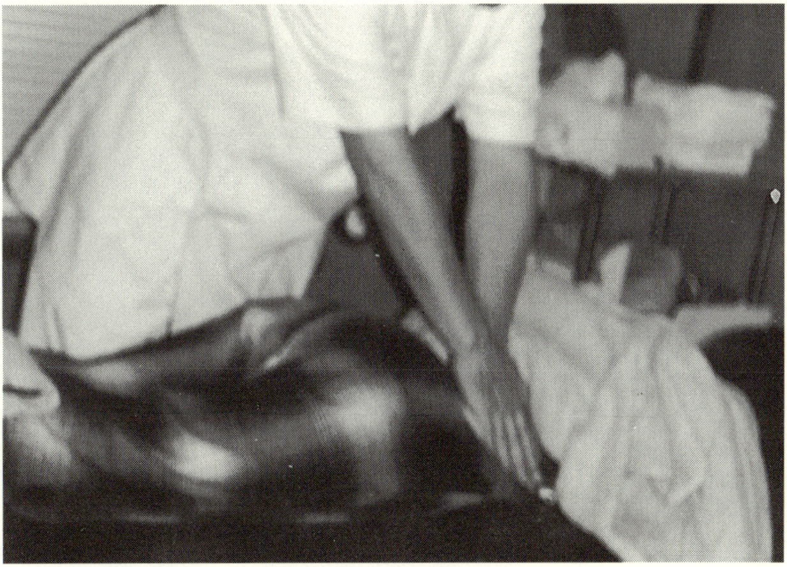

（手順5）DはPの左側下部に立ち、両手でPの腓腹筋《ひふくきん》（フクラハギ）をつまみながらマニプレ（指圧）し、左右2〜3回ずつマニプレしながら左右の固さを比較します。柔らかいほうの足が長い場合が多い。

A：両手でフクラハギをはさみ、柔らかくもむ（1分程度）［写真-6］。全身の緊張がほぐれ、次に腰部のモイストヒートパックをPの左足のフクラハギ（腓腹筋）の上に移動します。

（手順6）Pの左腹部の横に立ったDは両腕を伸ばし、両手を重ね掌でPの右側の側腹部を軽く滑らすように体重をかけてマニプレします［写真-7］。腹部ならびに腰部筋肉が弛緩します。

手順7／写真-8

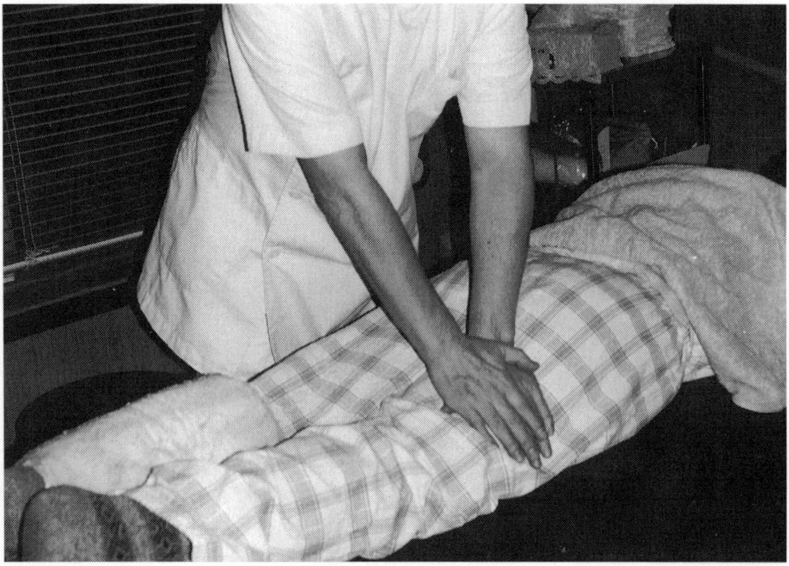

A：Dはマニプレする側腹部の反対側に位置し、両腕を伸ばしPH側の手を下に両手掌《てしょう》を重ね体重を乗せながら、手掌で側腹部を3〜4回程度滑らすようにマニプレします。絶対に力を入れぬこと。

（手順7）続いて腸骨稜《ちょうこつりょう》から下足部（ひざ部）まで側部を、次に上部（大殿筋《だいでんきん》からひざの裏側手前まで）を各2回ずつ（6）と同様にマニプレします［写真-8］。

A：座骨神経回路に沿って、大殿筋から大腿二頭筋《だいたいにとうきん》等の筋系に対して軽く2回程度（6）と同様に、側面は滑らすように上部は軽く体重を乗せてマニプレします。

（手順8）次にひざ関節を左手掌で抑えながら、他方の手（右）で足首を持ち上げひざ関節を3〜5回まわします［写真-9、10］。次に反対側を同様に（6）〜（8）に行ないます。

A：(6)〜(8) を連続してPの片側（右）の筋肉と関節調整を行ない、次にDはPの足元を通って反対側（右側）に移動します(その時モイストヒートパックを反対側の右フクラハギの上に移す)。今度はDは、Pの右腹部の横に立ち左側腹部に対して(6)〜(8) を行ないます。

（手順9）DはPの右側下方に立ちPの足を約30度開き足首を持ちながら側足部をPH側のDの手の平（右手）でPの中心部に

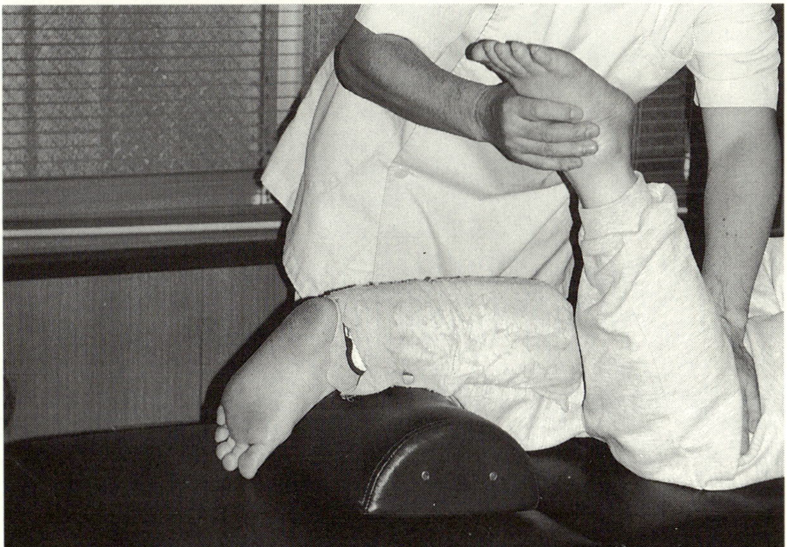

手順8／写真-9

手順8／写真-10

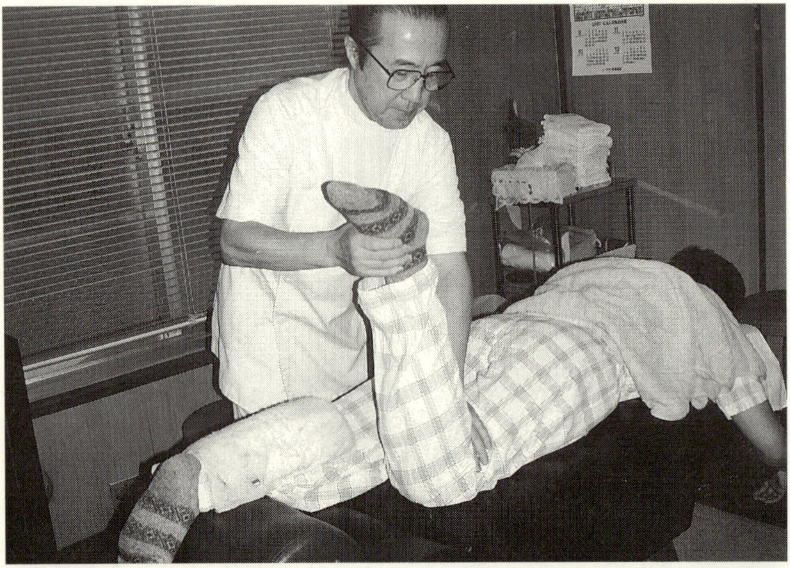

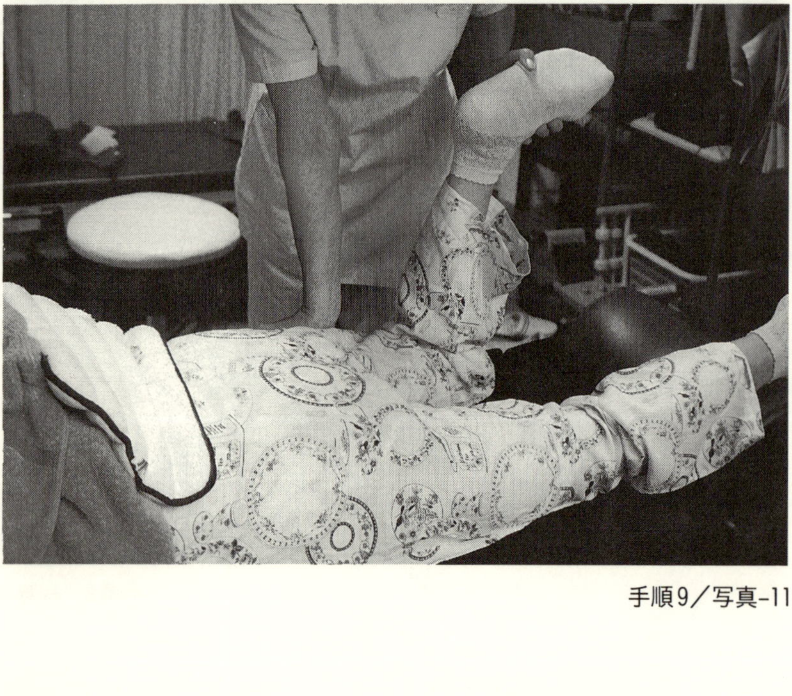

手順9／写真-11

手順9／写真-12

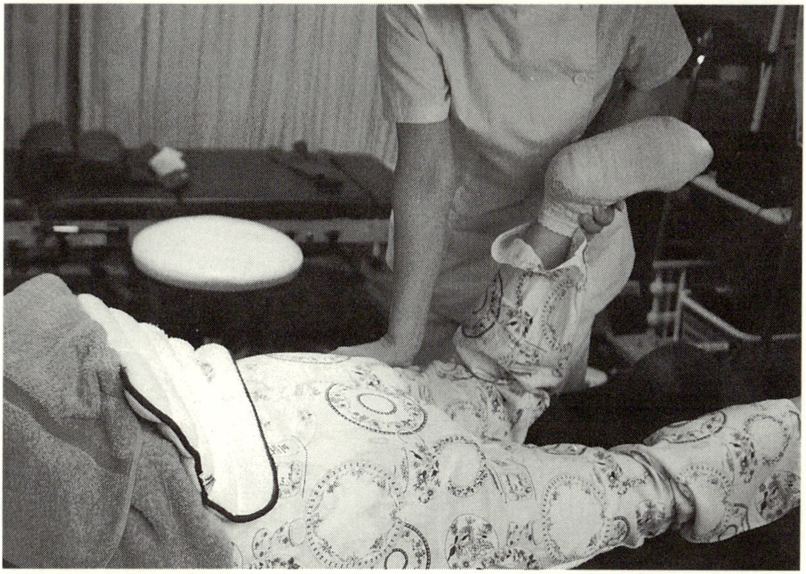

向かって（腰から股、ひざまで）体重を乗せながら2回程度マニプレします［写真-11］。

A：DはDと同側（右）のPのひざの下へPH側の手（右手）を入れてひざを軽く握り、他方手で足首を持ってPの足を30度くらい開いてから、DはPの足首を持ちながら他方手掌《てしょう》（右手掌）でPの側足部（腸骨稜《ちょうこつりょう》から中臀筋《ちゅうでんきん》そして大腿二頭筋《だいたいにとうきん》などの側面の筋肉系）をPの身体の中心部に向かって体重を乗せながらひざ部までマニプレします［写真-12］。

（手順10）DはPの足の間に割って入りPの右足をDの腰で固定し、Pの上にかぶさり、両手でPの股部からひざまで体重をかけながら2回マニプレします［写真-13、14］。

A：Dの左ひざを、テーブル上のPの開いた足の間に入れ、Pの右足首をDの右腰のところに止めて、DはPの上にかぶさるようにし、両腕を伸ばし両手掌《てしょう》でPの股部（大腿二頭筋《だいたいにとうきん》、大内《だいない》転筋《てんきん》などの筋系）を体重をかけながらひざ部までマニプレします。上部から下部へ2回。(9)～(10）を行なったら、Pの足を真っ直ぐに元へ戻し、次に反対側の足を開いて（9)～(10）を行ないます。

（手順11）下半身の筋肉系と関節の調整が終了したのであらためてPの両足首を持ち（1）と同様に足の長さをチェックします。さらに腰部の腸骨稜《ちょうこつりょう》の高さもチェックし、足の長さを診断します。なお、ホットパックは各治療箇所の移動に伴って適宜動かしながらPの下半身を温めるようにします。

10-［03］上半身のチェックと調整治療（肩および首部）

（手順12）肩と背中のヒートパックは下半身（足部）に移し、バスタオルも下半身に掛けます。DはPの左側に立ちPH側の手（左手）を伸ばしPの右肩（頸部に近く）を軽くつかみます。Dは同時に右手掌をPの右座骨下《ざこつした》に当て体重を乗せながら軽くマニプレ（指圧）します［写真-15、16］。5～10回程度で、P

手順10／写真-13

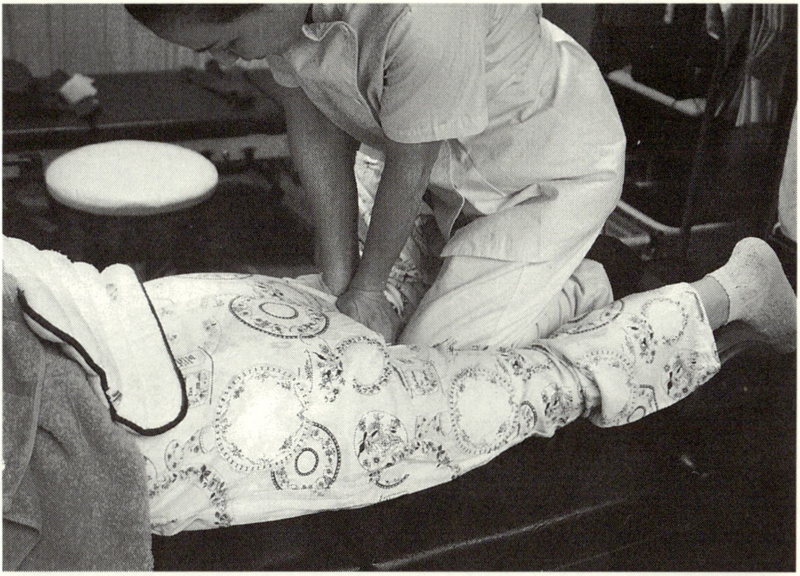

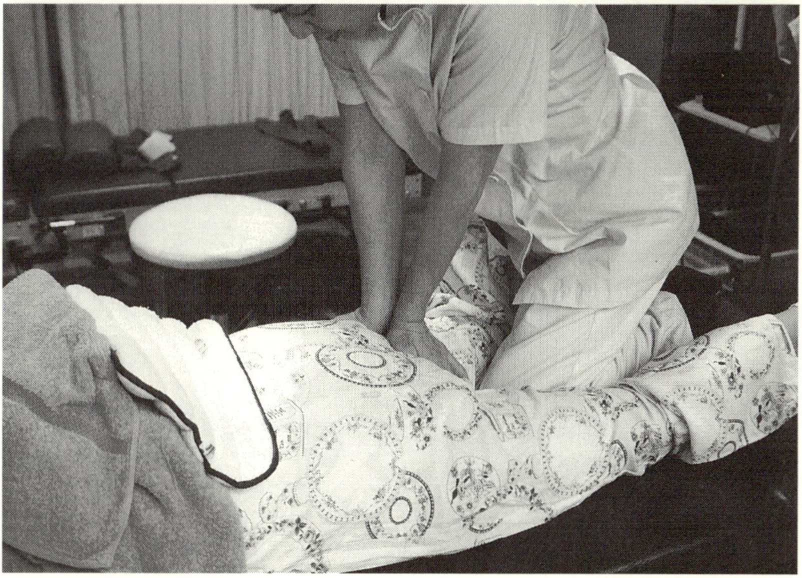

手順10／写真-14

手順12／写真-15

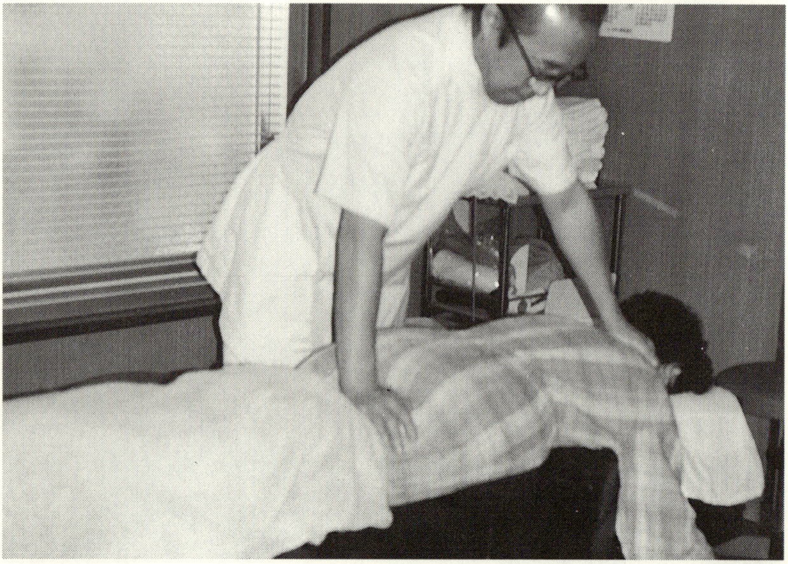

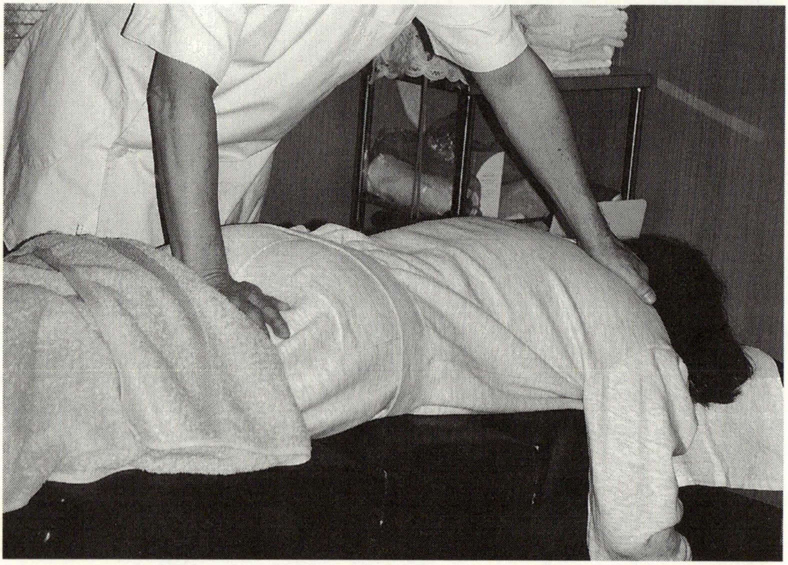

手順12／写真-16

の肩の緊張が取れて柔らかくなり、肩こりの予備解消ができます。

A：Dは左手で肩を時々軽くつかんでみて、肩の緊張が取れたかどうかを確認しながら右手のマニプレ（座《ざ》骨《こつ》下《した》辺りを揺する程度）を前後に加減します。

（手順13）DはPの足元を通って反対側（Pの右側）に回り、Pの斜め下方に向かって左足を引いた半身の構えとなり、側腹部（肋骨と腸《ちょう》骨《こつ》の間）を両手の親指にてマニプレします［写真-17］。

万遍なく3回程度3〜5センチ離した両手の親指の腹でPの体を

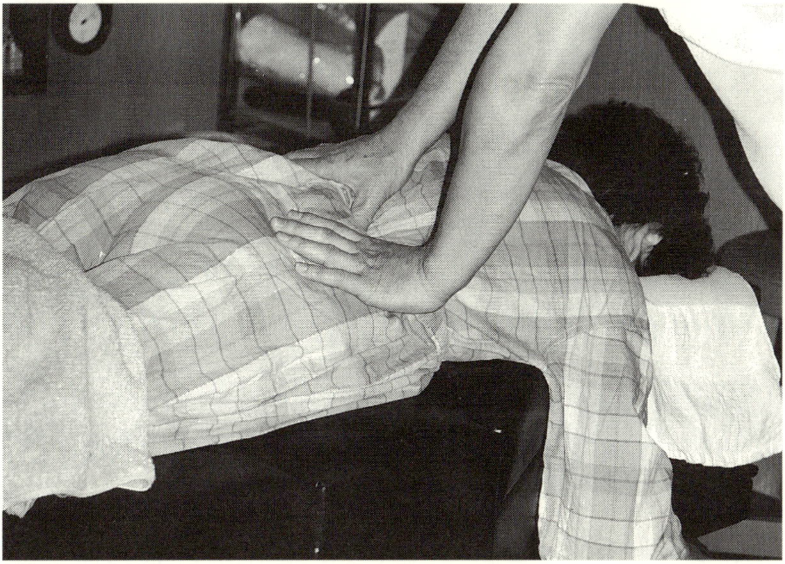

手順13／写真-17

手順13／写真-18

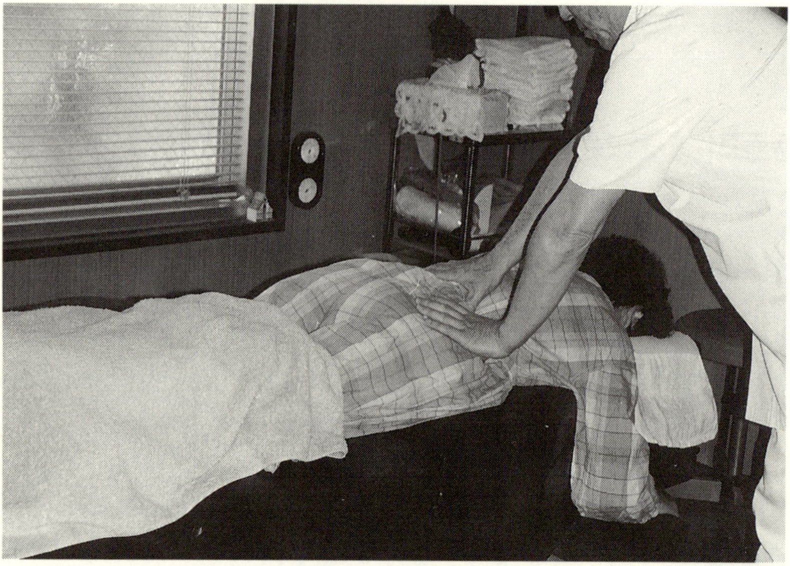

揺するように押します。(3〜4回で指の位置を上下と左右に移動させます)

A：Dは両足を開き（左足を少し引いた半身の構え）ひざを曲げて両腕を伸ばします。

PH側の手（右）を上に、反対手を3〜5センチ下に構えて、側腹部に両母《ぼ》指《し》腹《ばら》を当て、Pの斜め下方に向かって身体を預けるような感じで、Pの体を揺するように3〜4回ごとに反動をつけて、指を上下と左右に移動させます（肋骨と腸骨の間)。これによって、腹部・腰部の筋肉系が弛緩します［写真-18］。

手順14／写真-19

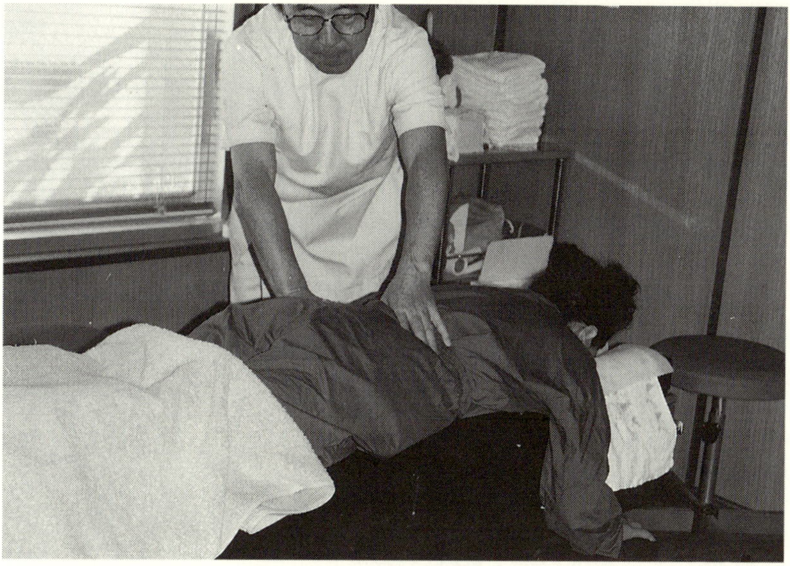

(手順14) (12)～(13) の手技を今度は反対側で行ないます [写真-19]。

A：腹部に対しては特に力を入れずに軽く揺するようにマニプレを行なうこと。なお、反対側に回る時は必ずPの足元を通ること。

10-[04] 背骨のチェックと調整（菱形筋《りょうけいきん》、起立筋《きりつきん》等の背筋の調整）

(手順15) DはPの腰部左横に立ちPの頭部に向かってDの左足を前に右足を半歩後ろに引いた半身の構えとなります。両手でPの腸骨稜《ちょうこつりょう》の位置を再確認してから背骨を腰椎から順番に上部頚椎まで横突起《おうとっき》上を、両手を開いて、その両母指で体重を乗せながらマニプレ（指圧）します [写真-20]。2往復しますが最後の頚椎から腰椎に向けてのマニプレは両母指で横突起上を小刻みに行ないます [写真-21]。そして背骨の調整は完了します。

A：背骨（横突起）の母指腹《ぼしばら》によるマニプレはDの体重を乗せながらゆっくりと痛くないように軽く行ない、絶対に腕の力で押さないこと。背筋、横突起が整えられます。

なお、下部頚椎の横突起をマニプレする前に、首の筋肉の固さや左右のバランス加減をチェックします（頚椎のユガミ点検）。

10-[05] 肩および首周辺筋の硬結解除法（肩こり解消法）

（手順16）DはPの左側に立ち、（左足を前、右足を後ろ）右手にてPの左肩を軽くつかみ（頸部に近いところ）その肘は胸椎に沿って横突起上にのせます。左手母指球《ぼしきゅう》や手掌《てしょう》または軽く握ったこぶし等を使って、Pの腕を（上下、前後）肘のところまでマニプレ（マッサージ）します(三角筋、上腕二頭筋《じょうわんにとうきん》、上腕三頭筋などの筋系への刺激）[写真-22]。次に肩甲骨およびその周辺も3〜4回マニプレします。

A：Dの右手でPの肩を時々つかみながら肩筋肉のコリが解消される（柔らかくなる）のを確認するまで約2～3分マニプレを継続します［写真-23］。

引き続いて肩凝り解消法：三角療法（手順17）に入るので、反対側（右肩）は（17）のa）b）c）d）e）を終了してからとなります。

10-［06］ 野口式特別治療法：三角療法

（手順17）野口式三角療法で肩こりは一挙に解消します。Pの腕を後ろに回し三角形を作るので“三角法”と名付けました。

Pの左肩の治療のケースを説明します。DはPの左側に立ち

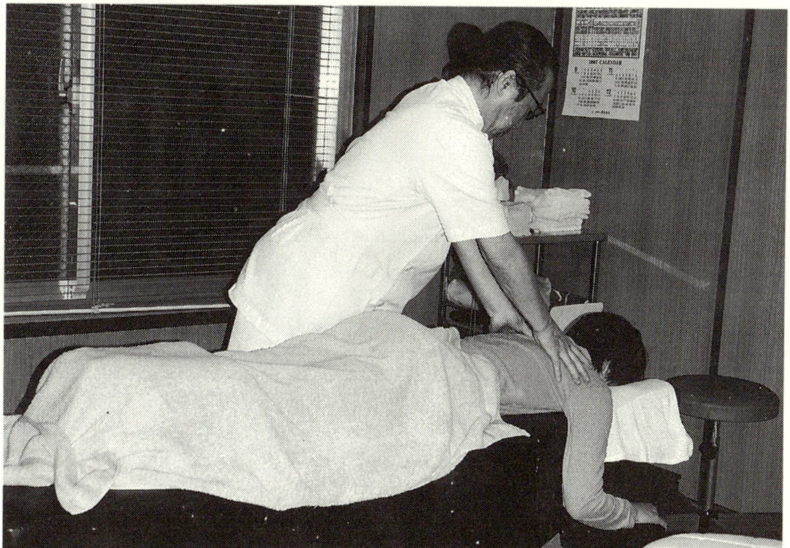

手順15／写真-20

手順15／写真-21

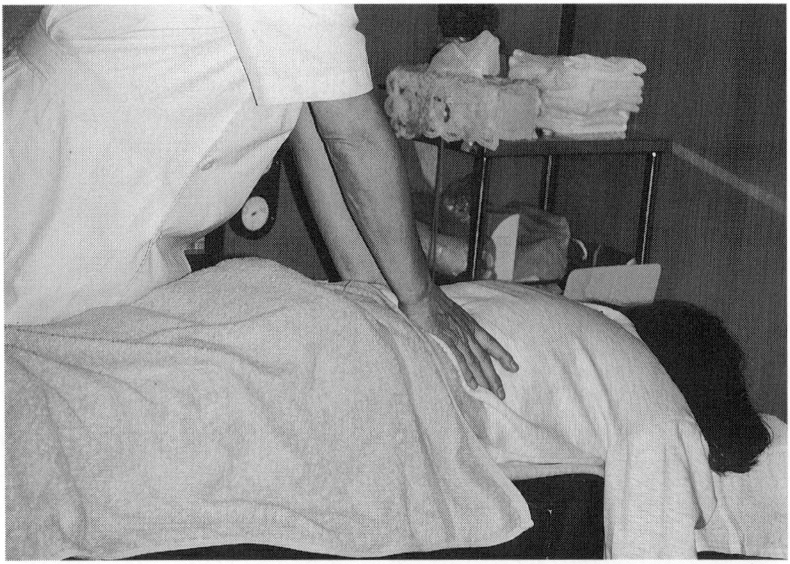

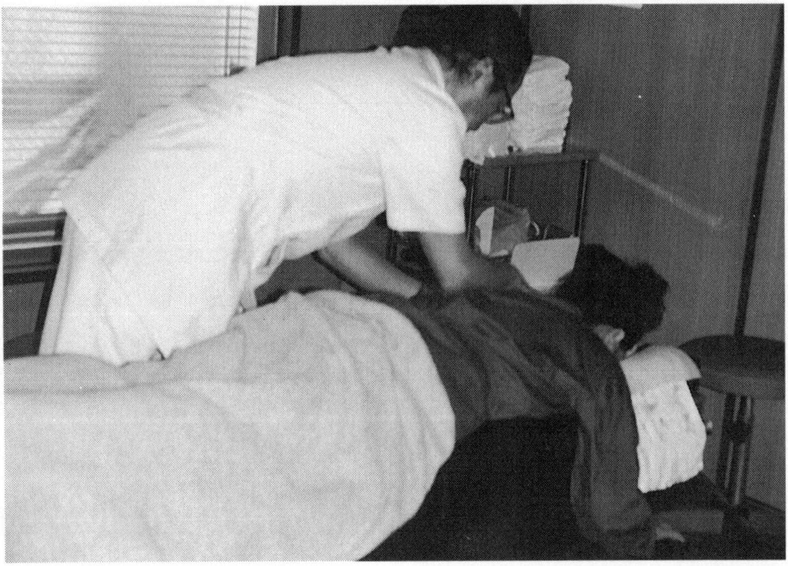

手順16／写真-22

手順16／写真-23

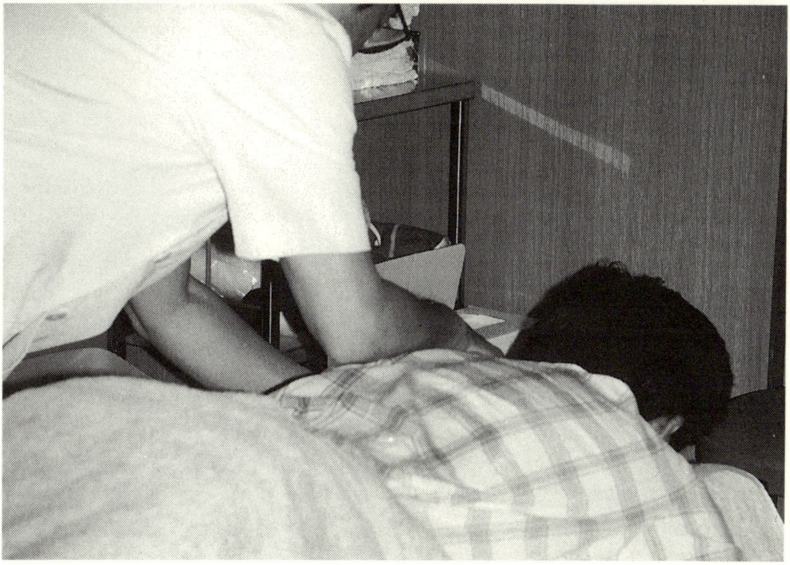

ます。

三角療法その1

a）Dは右手でPの左腕を背中のほうに持ち上げます。Dの右ひざをPの右肩方向に向かってテーブル（Pの脇の下）に乗せ、そのDの右ももの上にPの腕を乗せます。DのPH側の手（左手）でPの左肩を軽くつかみます［写真-24］。

Dの右手をPの左脇の下に入れ、掌または母《ぼ》指《し》球《きゅう》をPの前三《まえさん》角筋《かくきん》と上腕《じょうわん》二《に》等筋《とうきん》辺りに当てます（次の動作と同時にマニプレします）。次にDは腕を動かし、その右ひじで（できる

三角療法その1／写真-24

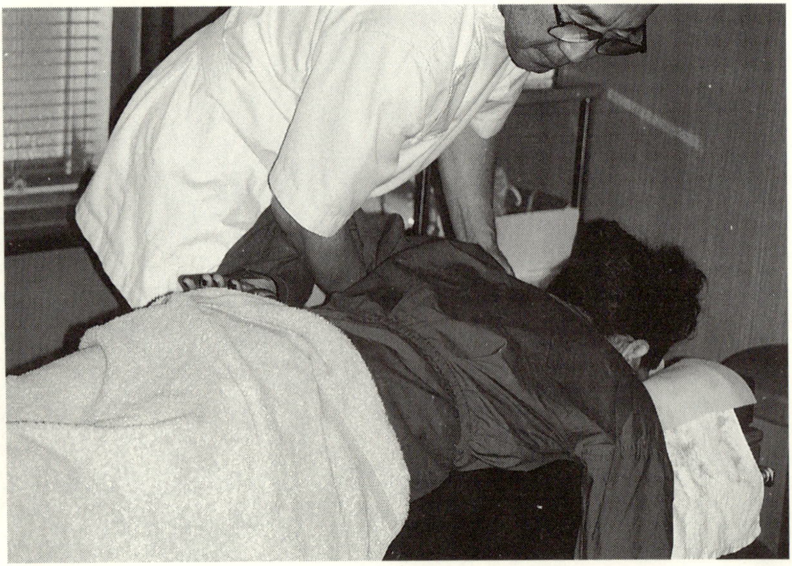

だけPの腕と角度を保ちながら）Pのひじ下から手首まで腕《わん》橈骨筋《とうこつきん》から長《ちょう》母《ぼ》指《し》屈筋《くっきん》までを前後にマニプレします［写真-25］。その時必要ならテーブルの上の膝を少しずつ下方にずらします。2〜3分程度で肩と腕の周辺の筋肉硬結が一挙に解消されます。筋肉が前の（16）と同様に柔らかくなったら終了します（Dの右腕を前後に動かすだけで、Pの前三角《まえさんかく》筋《きん》から上《じょう》腕《わん》二《に》等筋《とうきん》、さらに腕橈骨筋から長母指屈筋に至るまでマニプレが一度にできます）。

三角療法その1／写真-25

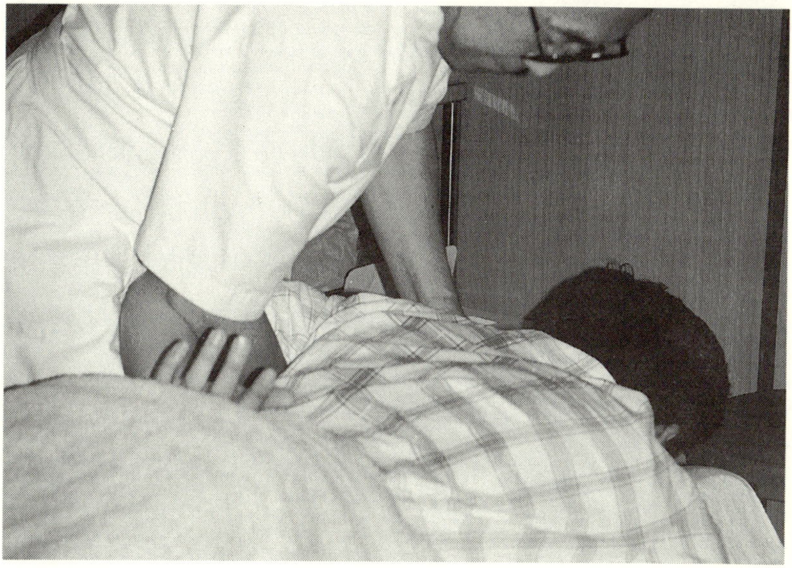

三角療法その2

b）次にDは身体とテーブルの上の右ひざの向きをPH方向に変え、Pの左横に寄り添います。Dの左手掌《てしょう》はPの左前三角筋と腕に当てます。Dは右手掌の小指球《しょうしきゅう》（手刀）でPの左肩甲骨と胸椎の間を2〜3回前後にマニプレします[写真-26]。

c）次にDの右母指《ぼし》を同肩甲骨と胸椎の間に当て、その時Dの左手でPの肩を2〜3回持ち挙げます[写真-27]。この手技を肩甲骨の上部から下部まで行ないます。

ただし、当てた親指には力を入れず、左手の動きで親指が

中にめり込むようにしてください。(肩甲骨周辺筋や僧帽筋《そうぼうきん》などが柔らかくなります)

d) Dの右手指で肩甲骨の上辺に引っ掛け左手で肩を同時に下方に引きます。さらに右手掌《てしょう》を肩甲骨の下辺に掛け上方に押し上げます(肩甲骨を上下に動かす)。2〜3回程度。特にその周辺筋が固い場合はb) c) d) の手技をもう一度くり返します。

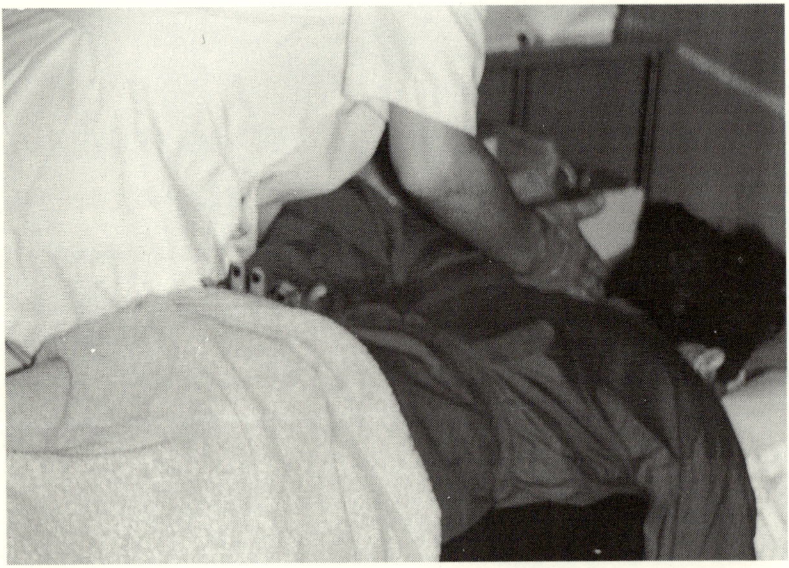

三角療法 その2/写真-26

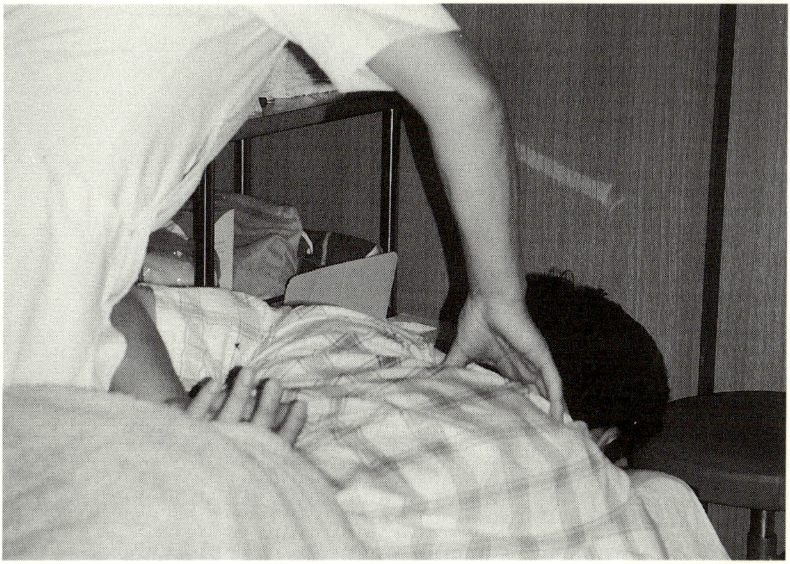

三角療法その2／写真-27

三角療法その3

e）Dは右手でPの左腕（二の腕）を軽くつかみ軽く下に引いたり押したりを繰り返します。同時に左手でPの首肩《しゅけん》部《ぶ》をつかみ親指を伸ばして僧帽筋と肩甲骨の周辺筋をマニプレします［写真-28］。特に肩甲骨の内側に添ったところはDの親指をめりこむように左右の手で交互に連動させながら行ないます。(5～6回)

以上で左肩、肩凝り解消の三角療法を終わります。なお、右肩は以上の反対手技を行なってください。

三角療法その3／写真-28

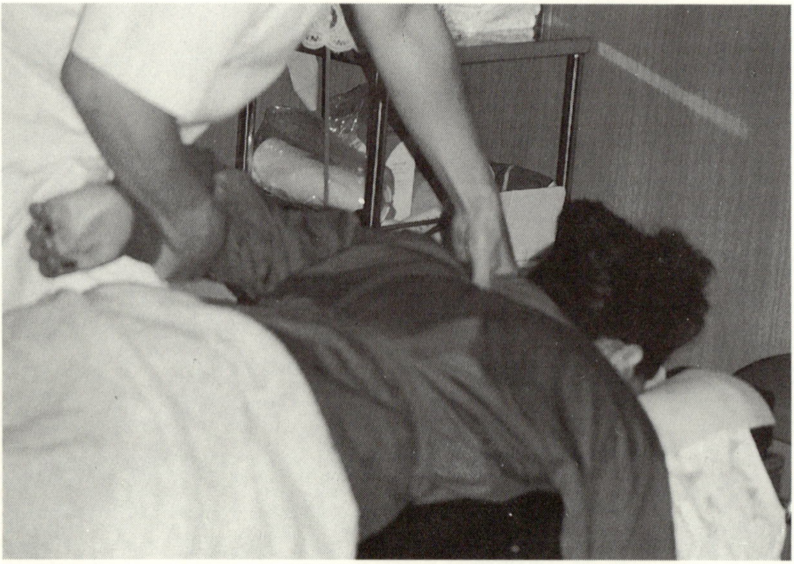

10-[07] 上部頚椎（首の調整）と胸椎（背骨の調整）

（手順18）DはPの頭部側に立ちます。Dの左手をPの首に軽く当てます。

Dは右手の母指にて第7胸椎辺りから頚椎5番辺りまで右側の横《おう》突《とっ》起《き》上を小刻みにマニプレする［写真-29、30］。当てた手で首が柔らかくなったのを確認できたら次に手を変えて反対側を行ないます。

A：背筋（菱形筋《りょうけいきん》、上後鋸筋《じょうこうきょきん》等）の調整にて首の固さが取れ頚椎のユガミや曲がりは元に戻るので、頚椎の調整がほとんど（90%）不要となります。

手順18／写真-29

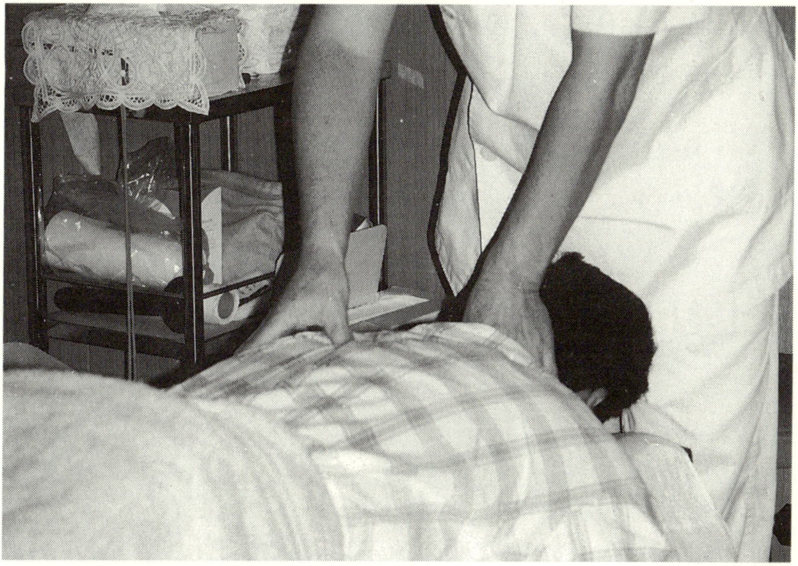

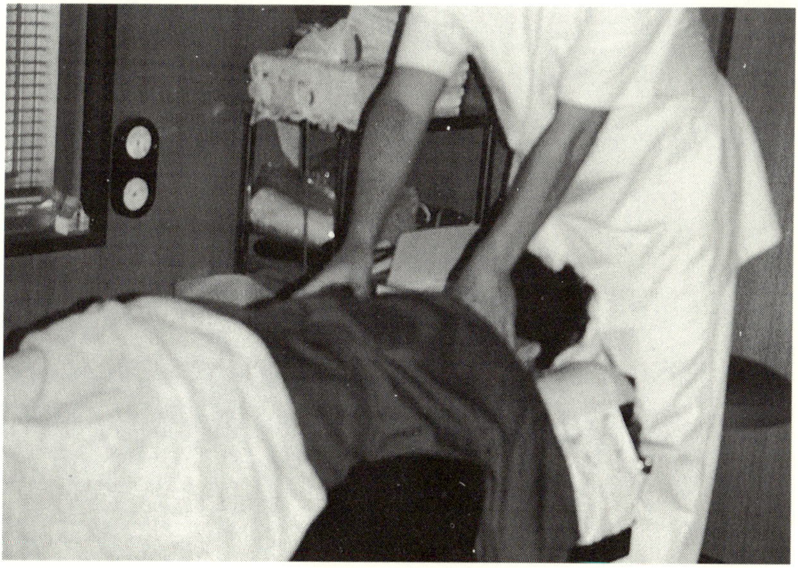

手順18／写真-30

(手順19) DはPの頭部の椅子に腰をかける。上半身の仕上げとしてDの両手の母《ぼ》指《し》腹《ばら》でPの胸椎に沿って(1〜6番位の間)を軽く2〜3回、更に僧帽筋《そうぼうきん》に沿って左右に2〜3回マニプレを行ないます [写真-31、32]。

10-[08] 後頭骨《こうとうこつ》治療法:ゴーリングで内臓機能の活性化と改善を図る

A:ゴーリングとは、指頭《しとう》または指腹《しふく》で小さく円を描きながらマニプレを行なうこと。

(手順20) DはPの頭部側の椅子に腰を掛けます。DはPの頭部を抱える姿勢で、両手の示指または中指で、Pの耳から指1本内側より、後頭骨と首の境界辺りに沿って中心部に向かって左右7か所に対して1か所20〜30秒程度合計3〜5分ゴーリングを行ないます [写真-33]。

A:Pの耳後ろから指1本内側にDの中指を置き、そこから頭の中央までを七つに分割します。Dの両手の指(示指と中指)でそれぞれの個所に20〜30秒くらいの間隔でゴーリングを行ないます [写真-34]。内臓機能の活性化と改善が図られます。7か所の役割は、外側から内側に1〜7番、左右対象で担当内臓箇所および関連する胸椎と腰椎の番号は以下の通りです。

手順19／写真-31

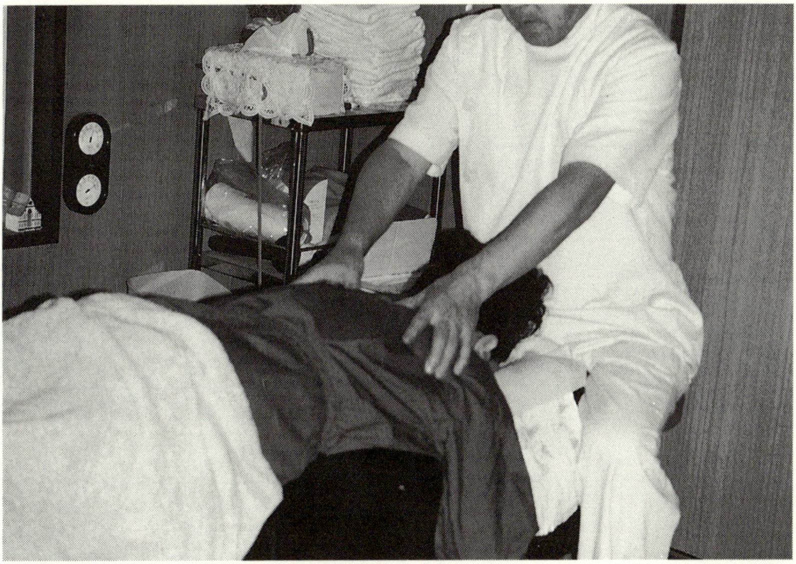

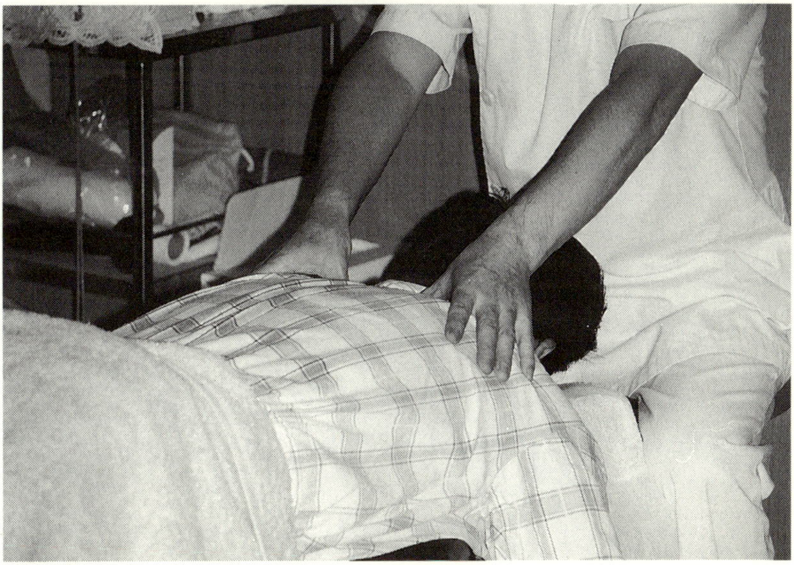

手順19／写真-32

なおPの治療必要箇所に対してはゴーリングの時間を必要に応じて多少長くします。

後頭骨治療番号と内臓器官名	関連する胸椎の番号	腰椎の番号
1番：冠状動脈、心筋、副腎、腸	1、2、9、10	
2番：肺、腎臓	3、11、12、	
3番：胃、胆嚢	4、5	1
4番：膵臓、盲腸	6	2
5番：脾臓、腺	7	3
6番：肝臓、結腸	8	4
7番：前立腺、子宮		5

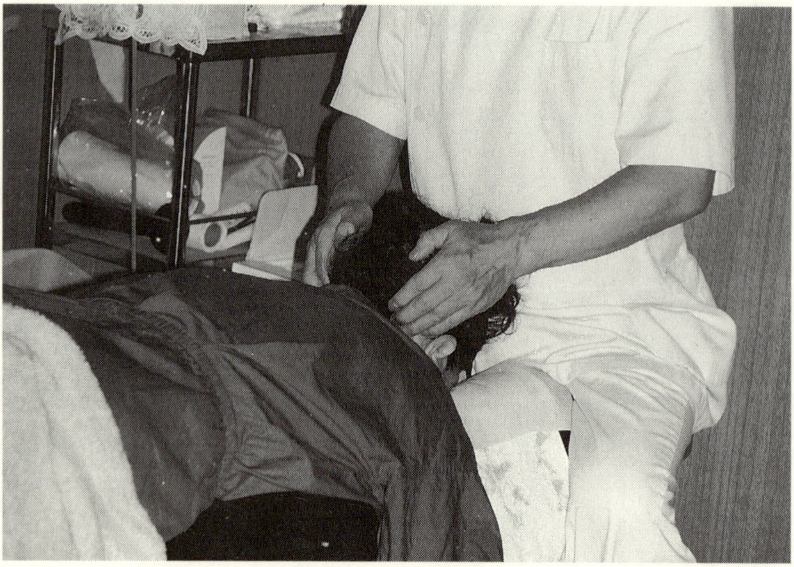

手順20／写真-33

手順20／写真-34

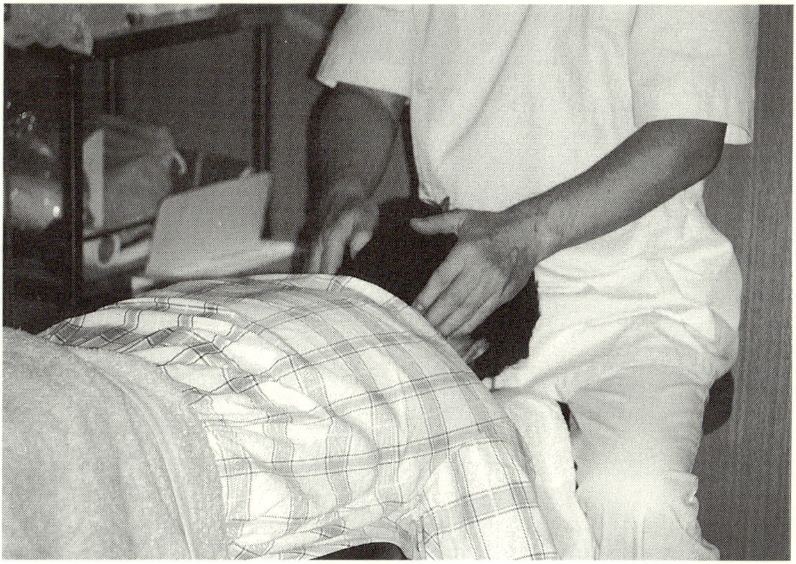

10-［09］ Ｐの位置変更：うつぶせから仰向けに寝る

A：Pの背面の治療は完了したので前面の治療のためPにあおむけになってもらいます。Pがテーブルに寝たら、大型バスタオル（横向きに使用する）でPの胸部と腹部をおおい、その両端でPの両腕を外側から内側に包みPの腕がテーブルから落ちないように固定します［写真-35］。

10-［10］ ひざとアキレス腱の検査と治療

（手順21）DはPの下方左側に立ち、Pの左足首を持ち上げ、ひざの下に治療用枕を入れます［写真-35］。膝小僧を中心に両手

うつぶせから仰向けに寝る／写真-35

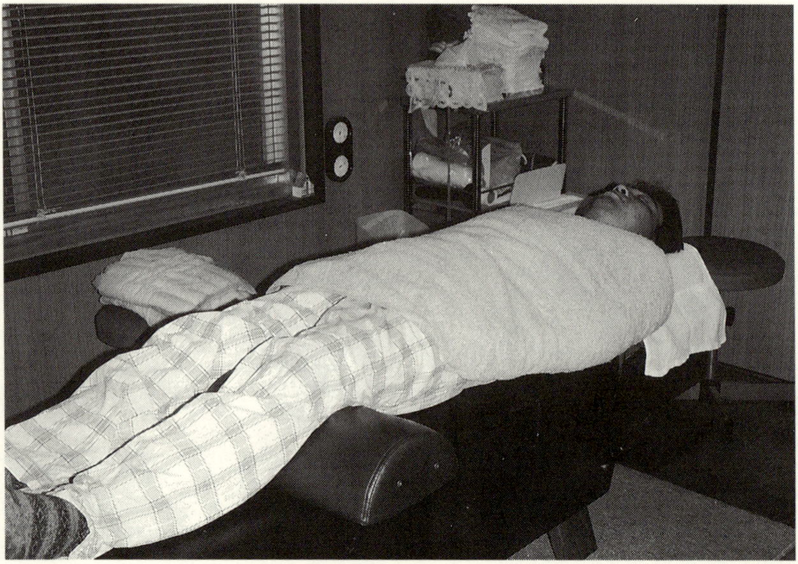

で上からつかみ、異常（水が溜っていたり痛みがあったり）がなければ左右に転がすように20〜30回症状に応じて軽く揺すります［写真-36］。次にアキレス腱の下に枕を入れひざと同様に20〜30回軽く揺すります［写真-37］。

A：足部の各関節の可動性が良くなります。Dは腕に力を入れずに体重をかけてPの足を軽く転がすように揺すります。Pは全然痛みを感じず、むしろ気持ちが良いほどです。次に反対側（右側）を行ないます［写真-38］。

手順21／写真-36

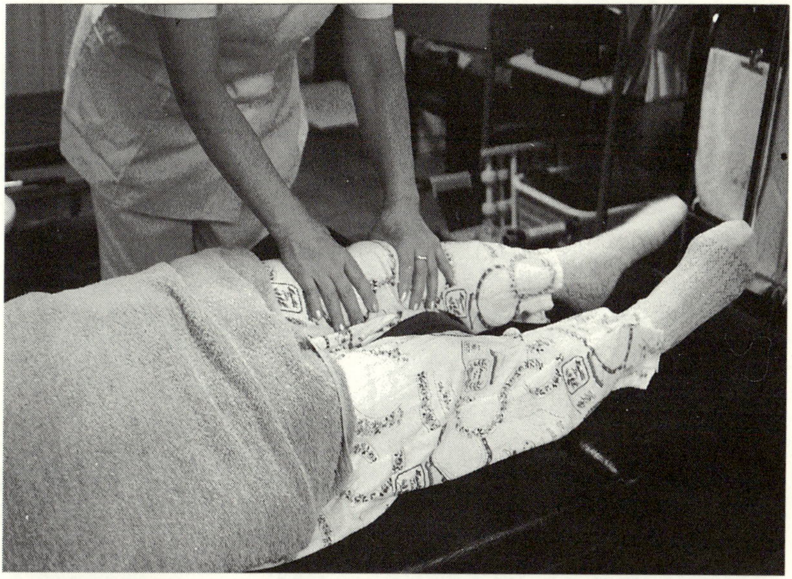

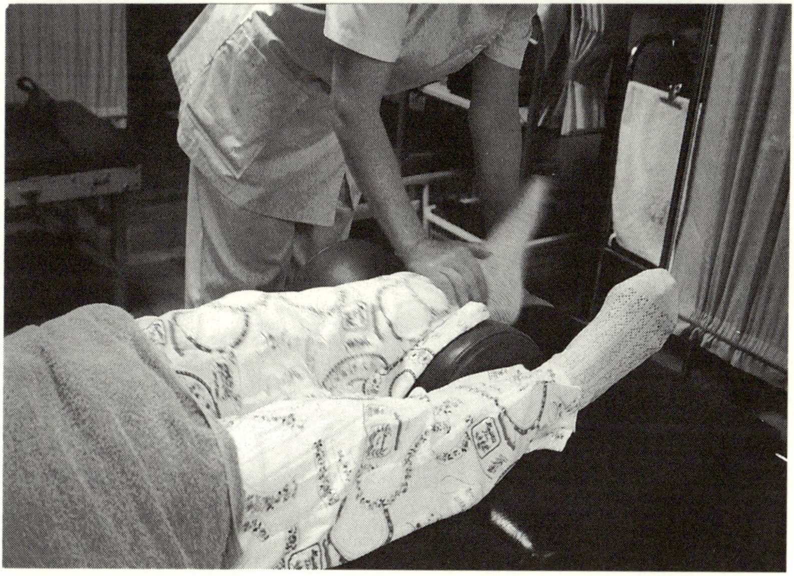

手順21／写真-37

手順21／写真-38

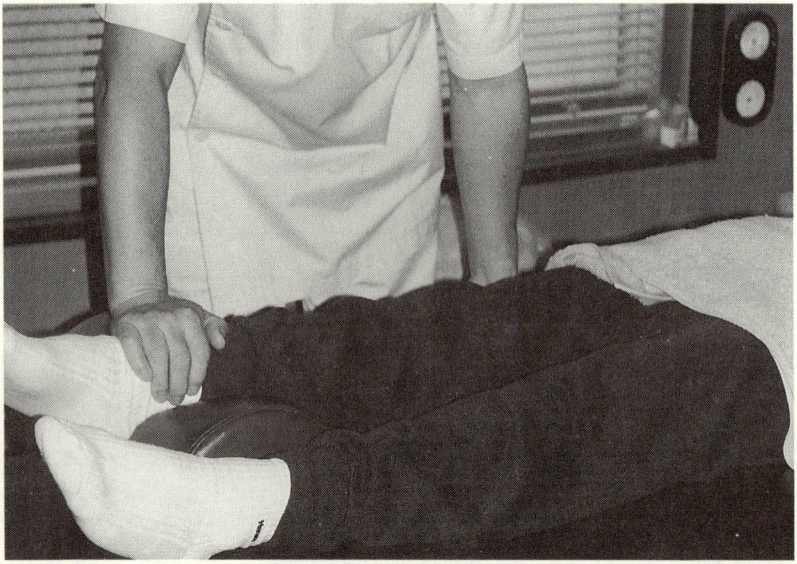

10-[11] 股関節の検査の方法（長足および股関節の開いている足の決定）

（手順22）全身のユガミの根本原因である股関節の診断は最も大切です。左右の股関節の状態を正しく診断することでほとんどのPの問題点が解決するほどです。点検方法は次のようにａ～ｅの五つほどありますが、すでに今までの診断と治療の段階でほとんど確定していますので、ａ、ｂ、ｃの三つの方法程度で最終決定できます。しかし判断が困難な時は全部使います。

a：両足の状態を観察します。右と左の開き具合、足先が外側に開く角度の大きいほうが股関節が外側に開いており長足です。

b：DはPの足元に立ち、両手でPの両足の甲をつかみ肩幅程度広げ、足首を内側に同じ力で交互に押さえ、テーブルにつくかどうかをチェックします。
テーブルにつかない（またはテーブルより離れている）ほうの足が、より外側に開いておりますので長足です。

c：DはPH側の手でPの骨盤（腸骨）の外側上部（腸骨《ちょうこつ》稜《りょう》）を抑えながら、同側の足首の上（足の甲をつかむ）を持ち、内側へテーブルに向けて押しつけます。
左右ともチェックして、テーブルにより近づくほうの足が短足です。

d：Pの両膝を立てます。Dは両手でPの膝を持ち、それぞれ同時に外側にゆっくり開き、より外側に倒れるほうの足（股関節）が開いており長足です。

e：DはPの両足をまたいでテーブルの上に立ちます。片方ずつひざを持ち上げ、そのPの足を反対側の肩を目がけて押します。同様に反対側の足もチェックし、多少とも固くて肩のほうに（内側に）押せないほうの足が、股関節が外側に開いており長足です。

10−[12] 股関節の調整方法（長足の調整）

調整のための準備（トーマステーブルの胸椎調整用のドロップを使用）

DはPの右側にあるドロップのレバーをあげ、ドロップベンチが、Pの体重に少し力を加えた程度で落下するように調整ノブを回して調整します。

(手順23) 長足の股関節の調整方法の手順は前記（22）のｅと同様にします。Pの左足の調整の場合（なお、長足が右足の場合は正反対に行なってください［写真−39］）。

A：なお、治療の手順としては、次の短足の調整（24）を先に実施してください。

ａ：準備

DはPの両足をまたいでテーブルの上に立ち、左足半歩引いた半身の構えになります。

最終的なドロップベンチの調整は必要に応じてこの段階でも行ないます。

Dは身をかがめ、テーブルの胸部調整用のレバーを上にあげます。

レバーの調整ノッブを回しドロップベッドの調整を行ないます。上にあがったベッドは、Pの体重に少し力が加わった程度で落下するように調整します。

b：調整-1（ドロップテーブル使用の場合）

DはPの長足（左足）のひざを両手で持ち上げ、ひざ頭をしっかりと持ち、Pの反対側（Pの右側）の肩を目がけ、1〜2度軽くためしに動かした後で、思い切って足を押し込みます[写真-40]。この時ドロップベンチが落下しますが、同時に、持っているひざをPの斜め右下方に引きます。そして左股関節の調整が完成します。通常1〜2回程度、多くても3回程度の調整で十分です、それ以上は調整過度になりますから止めてください。

c：調整-2（調整テーブルがない場合――家庭）

DはPの長足（左足）のひざを両手で持ち上げ、ひざをしっかり持ち、Pの反対側の（Pの右側）の肩を目がけて、軽く少し1〜2回動かした後で、思いきって足を押し込みます。押した直後にひざをPの斜め右下に引きます。その時の、押したり、引いたりする力はPが痛くない程度の強さで、絶対に力任せ

手順23／写真-39

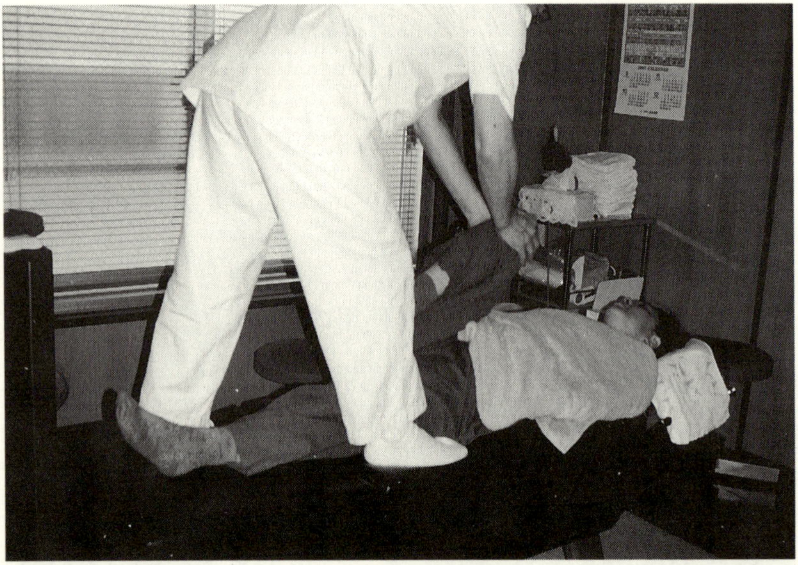

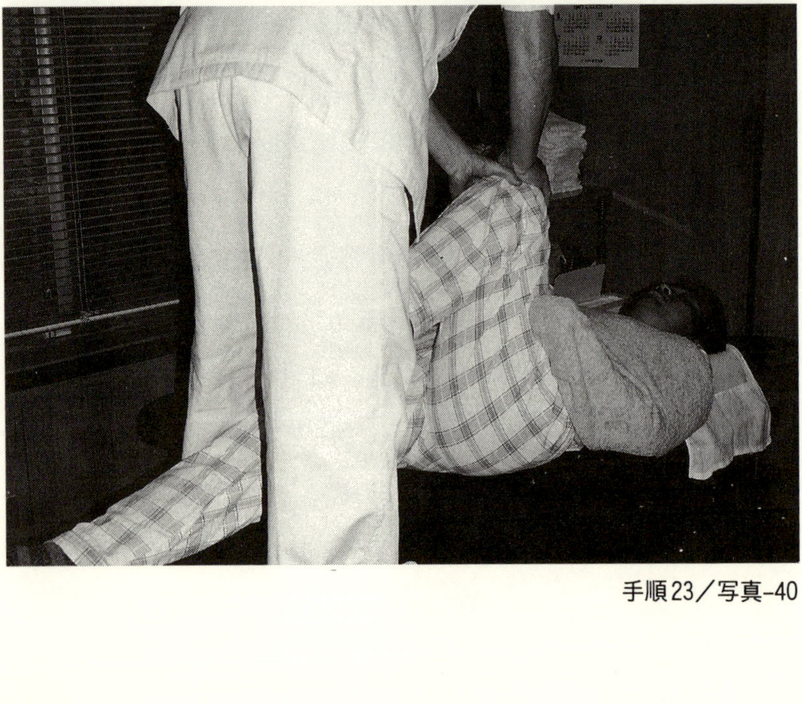

手順23／写真-40

にしないこと。強い力は危険です。弱い力でも素早くスピードがあれば治療効果は同じです。調整は1～2回くらいで十分です。

d：(22) の検査のa、b、c、を行なって調整の結果を確認します。

10-［13］股関節の調整方法（短足の調整）

(手順24) 右側短足の股関節の調整

DはPの右にひざを両手で持ち上げ膝を立て、外側に足（股関節)を開きます。Dは自分の足をテーブルの上に乗せ、Pの足を開いた状態で固定するために、Dの爪先でPの足先を止めて置きます。

Dは左足1本で立ち、右足は立て膝でテーブルの上にあり、DはPの腰の部分にかぶさっている姿勢です。

DはPH側の手（右手）を下に左手と重ね、腕を伸ばしてPの股関節を開くために、足の付け根から股の中間位まで3か所、股の内側に対して体重を乗せてマニプレ（指圧）します［写真-41］。股の内側を外、中、内と3列に分けそれぞれ1回ずつ合計9回程度行ないます。

※左短足の場合は正反対に行なう［写真-42］。

手順24／写真-41

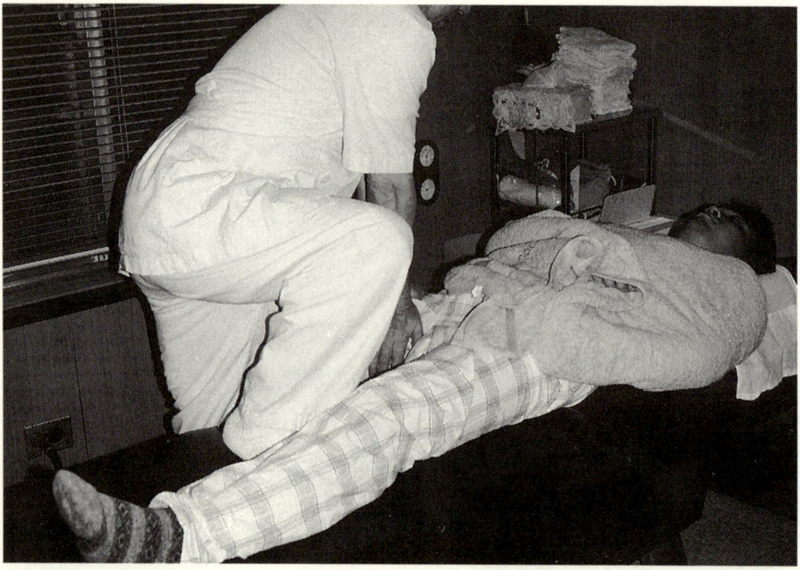

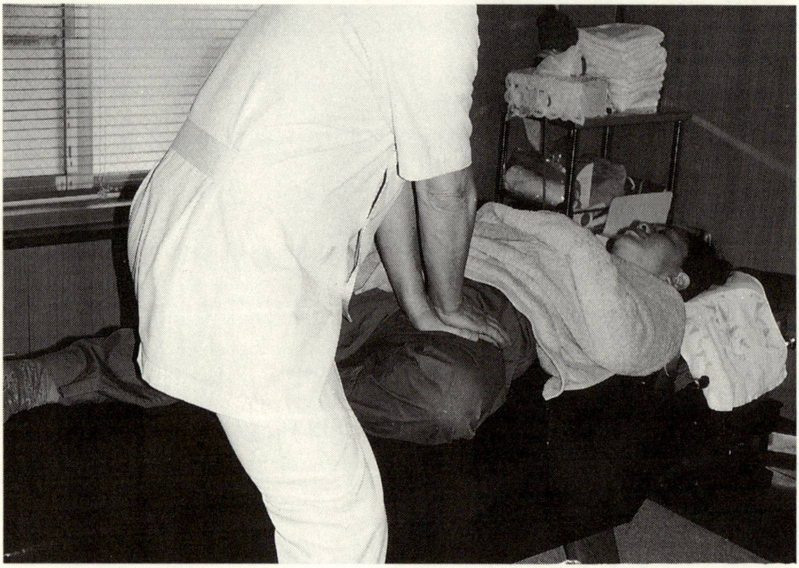

手順24／写真-42

A：この方法は股関節の可動性を向上するために極めて有効で、股関節の固い場合に対しても行ないます。安全で効果大です。なお、調整手順としては、この（26）の短足調整を先に（25）の長足調整を後にしたほうがより効果的です。

10-[14] ひざ送り調整：股関節と骨盤調整

A：このひざ送り調整は股関節および骨盤の最終調整療法で骨盤と足を揃えることによって相乗的に下記のごとく数多くの治療効果が期待できるすばらしい治療法です。

各種の腰痛、ひざ痛、背中痛、股関節近辺の痛み、そけい部痛、座骨神経痛その他の筋肉痛などが即座におさまり、他の治療と相まって全身の筋肉と神経のバランスが改善されるので、気分も爽快となりリフレッシ感を味わうことができます。

（手順25）ひざ送り調整法（股関節と骨盤調整）

DはPの両足のひざ上とひざ下を『野口式マジック健康バンド』で縛ります（N-バンドがない時は代替え用のひもでも良い）[写真-43]。DはPの両足をまたいでテーブルの上に立ちます。両手でPの両ひざを持ち上げ、ひざを曲げた状態でテーブルと90度の角度に足を持ちます。

骨盤がズレている場合、左右のひざの高さに違いを生じます。左股関節が開いている場合は、左ひざが高くなります。この調整によってひざの高さが同じになり、骨盤が正常になります。

a：左股関節が開いている時の調整。左ひざを少し（5センチくらい）D側に下げ1本のバンド（下部のバンド）に掛けて固定し、Dは両手でPの両ひざを持ってひざを揺するように小刻みに前後に送ります［写真-44］。Pの身体がテーブルの上で前後に小刻みに動き、調整効果が出ます。左右のひざの高さが同じになれば、骨盤の調整は完了です。

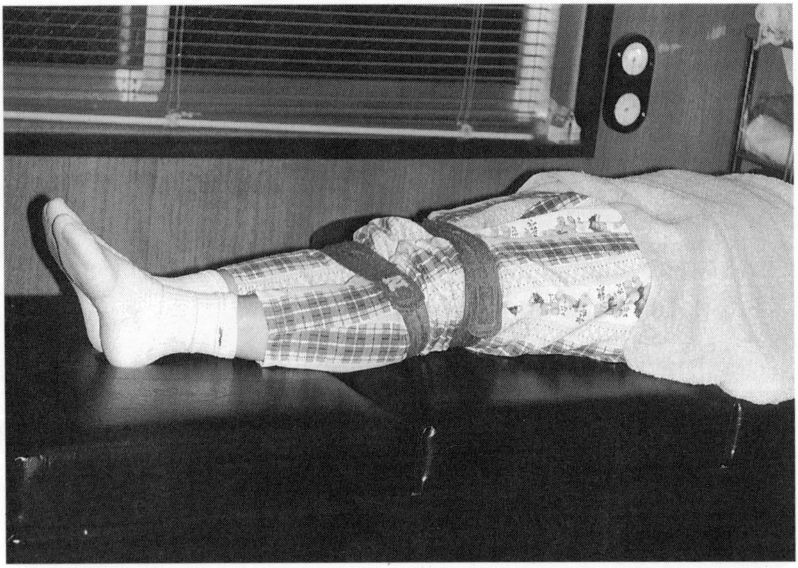

手順25／写真-43

手順25／写真-44

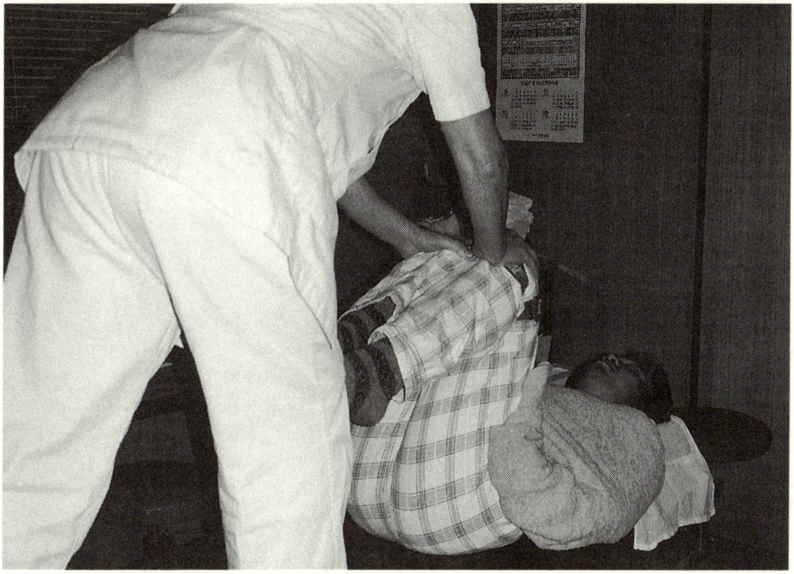

調整結果を確認します。

b：右股関節が開いている時の調整――aと反対に行ないます。

A：腰痛はテーブルに対して約90度、背部痛の場合はさらにPH側にPのひざを倒して（20～30度）ひざ送りを行ないます。胸椎や頚椎に対してはさらに前に倒す角度を加減して行ない、それぞれ30回前後合計90回程度軽く揺すります。コツはDは腕を伸ばし、力を入れずに小刻みに（上下ではなく）前後に揺することです。

[12][13][14] の調整によってほとんどの腰痛、背部痛は改善されます。

10-[15] 猫背や腰椎後彎《こうわん》の矯正

（手順26）猫背の場合は治療用枕をPの背中下部に当て、腰椎が後彎の場合には枕を腰のところ（腸骨《ちょうこつ》のすぐ上）に当てます。曲がりの度合いによって枕は小と中を使います。(3分〜5分くらい)

A：両足をひざのところで縛ったままのPの両足のひざを立てます。次にPに腰を上げてもらいます。Pの状態に応じた治療枕（小または中サイズ）をPの背中の下に水平に当てがいPに腰を下ろしてもらいます。タイマーをセット（3〜5分程度）時間が来たらPに腰を上げてもらい、枕がPの背中に触れないように素早く外してください。

10-[16] 両腕と手首の調整

（手順27）DはPの右横に立ち、両手でPの右手を取り手首を回します［写真-45］。さらに腕を引っ張りながら腕を小刻みに上下に振ります。Dの左手でPの手首を握り腕を頭方に引き上げDの右手でPの脇の下から腕の付け根を2〜3度マニプレ（指圧）します［写真-46］。次にDは右手でPの右手首を持ち下方に引っ張り、左手でPの右肩から腕の付け根辺りを抑えながら腕を上下に小刻みに振り腕関節を弛緩させます［写真-47］。

手順27／写真-45

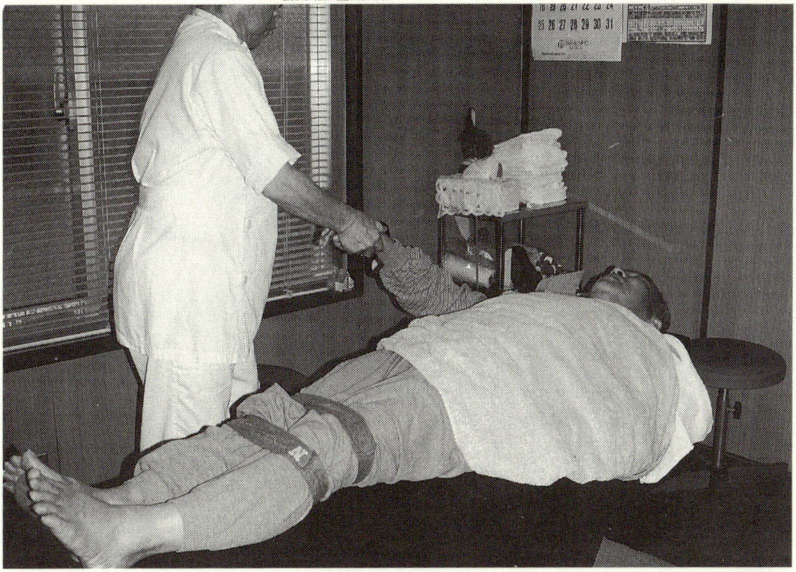

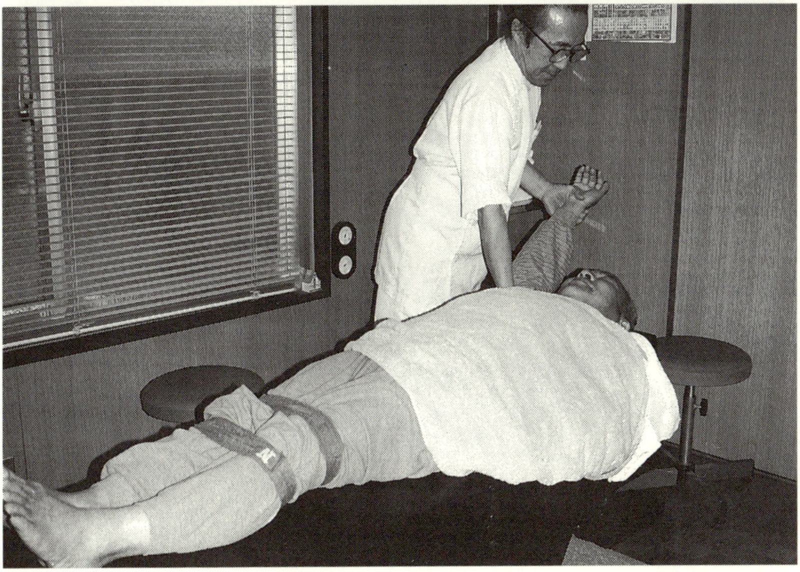

手順27／写真-46

手順27／写真-47

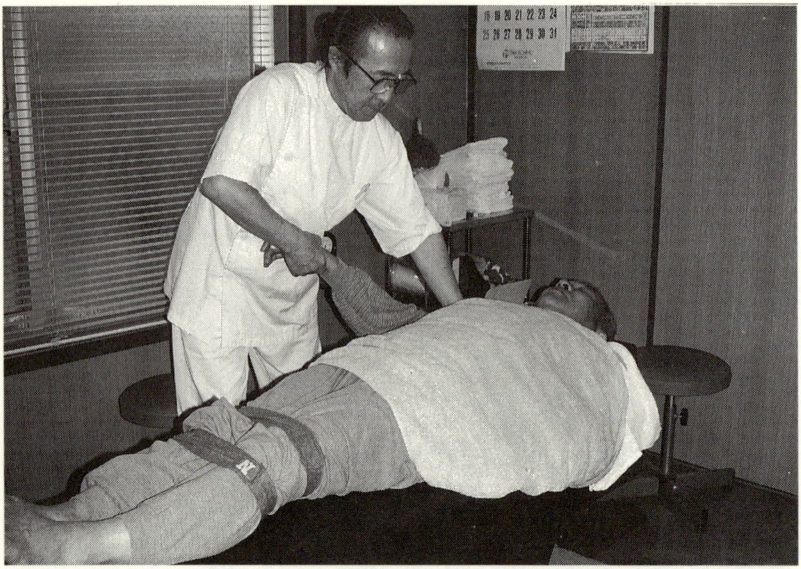

A：まずDは両手でPの手首を持ち手首の関節を上下左右に動かしてチェックします。それから手首を引っ張りながら腕を回して手首を動かします。肩と腕の関節の可動性の向上がこの治療の目的で、特に長足の反対側の上半身の筋肉は固くなっています。次にPの足元を通って反対側を行ないます。

10-[17] 首（頸椎）の調整

(手順28) Dは頭部側の椅子に座り片手（左手）でPの頭を持つ。右手で頭部テーブルを下げ、今度は両手でPの後頭部から首を持ち、静かに左右に2回ずつ回し首のチェックをします。少し左にPの首を回し、Dの左手で首を支え持ち、右手でPの後部三角筋、胸《きょう》鎖《さ》乳《にゅう》突筋《とっきん》など首の筋肉を2回ずつ3か所程度マニプレして、首周辺の筋肉を柔らかくします。次に首を右に回しDは左手で反対側をマニプレします。首の調整は、両手でPの首（後頭部）を持ち、Dの腹部でPの頭上を押しながらDは両手でPの首を持ち上げたり、下げたり、そして、頭を上下左右に小刻みにかつ柔らかく回すような感じで動かします。

A：慣れてくれば頚椎2番から6番くらいまで5段階に上下に動き首の動きが良くなり頚椎が正常に回復します。
すでにこれまでの治療で首の筋肉の固さは取れていますので、この調整によってほとんどの場合（90%以上）首の痛みはなくなっています。

10-[18] 脳脊髄液の流れ（神経回路）を調節安定させる

（手順29）Dは頭部テーブルを水平にあげ、その上に両手を広げ、Pの後頭骨《こうとうこつ》を包むようにします。そして静かに両手でPの脳脊髄液の流れの音を感じ取ります。規則正しい波動を感じてきたら治療を終了します。約1分〜3分程度。

A：Dの両手にPの頭を乗せて約1〜3分程度で、Pの神経が休まると眠くなり、人によってはイビキをかいて眠ってしまうほど効果が出てきます。なかなか寝つかない幼児に試してください。

10-[19] 最終チェックと送り出し療法

(手順30) DはPの両手を持って治療が終わったことを告げながら引っ張り起こしテーブルに横向きに腰を掛けさせます（スリッパを履いてもらいます)。

テーブルに横向きに座ってもらったら、DはPの後ろに立ち、左手を伸ばしてPの前部《ぜんぶ》胸骨《きょうこつ》上部《じょうぶ》（鎖骨）辺りを軽く抑えながら、右手《て》掌《しょう》でPの腰椎5番辺りから背骨を上に順番に指圧をして姿勢を正します。

次に両肩に手を当て両手でゆっくりと後ろに引き姿勢を正します。そして上部僧帽筋《そうぼうきん》（肩と首の間）を左右に軽くマニプレをします。

最後にPにひざのバンドをはずしてもらって治療はすべて終了します。

A：DはPに対して治療中に判明した問題点、バンド療法の必要性、治療期間と頻度、日常生活上の注意点などを具体的に説明し、よく理解させること。特にPの質問には必ず納得するまで答えることが必要です。

案内編

あなたもプロに

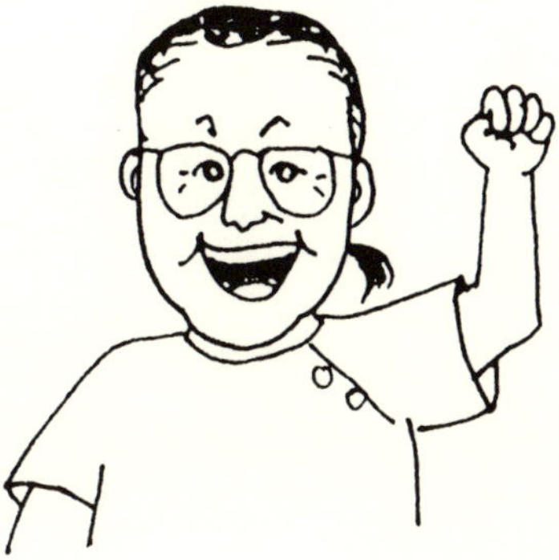

野口整体院の活動案内

100才現役人生達成の勧め（バランス・クラブ入会）

当院では只今100才現役人生の実現を目指し会員を募集中です。

名称：バランス・クラブ

入会費や会費等は一切不要ですが、参加条件はただ一つ、目的達成のために必ず当院の指示に従うことと最低月に1回はソフトカイロ療法を受けることのできる人です。

●会員特典の内容は：

「健康は自分で守る」うえで必要な知識と対策の習得

1：病気発生の原因とその対策

2：自分の健康状態の診断方法

3：100才現役人生達成の秘訣

4：あなたの健康回復と病気予防対策

5：自分でできる運動療法

6：その他

参加希望者は当院にお申し込みください。

あなたもプロの治療家になりませんか？

野口式ソフトカイロ療法とは、薬も飲まず、注射（痛み止め）もせず、器具や電気等の物理療法も一切使わず、手技のみで痛みを除去し、病気を治して、健康を回復することができる全身療法です。

私は、今まで門外不出であったこの万能治療テクニックを、この度、広く社会に広め、一人でも多くの人の健康回復と病気予防に役立てたいと思っています。

そこで難しい理論や専門用語、熟練を要する高度の技術などは一切省き、興味とやる気さえあれば誰でも安全、無痛、そして効果のある治療ができるように『やさしい治療と健康マニュアル』を作り、公開することにいたしました。あなた自身の健康のみならず、ご家族のためにも是非覚えて活用していただけば、きっとお役に立つと信じます。

専門的な治療に興味があり勉強したい人、またこの治療技術をマスターして治療家になりたい人、定年後の仕事として社会に奉仕したい人などのために、以下のように見学会、体験会および講習会も計画しておりますので是非お申し込みください。

見学会：予約のうえ実際の治療実技を見学できます。
（見学料金は￥2000）

体験会：予約のうえ治療が受けられます。
（体験特別料金￥5000）

講習会：野口式ソフトカイロ師短期養成講座
（3〜6か月60時間単位制）
毎週2〜4時間任意予約実習で単位取得制（インターン制度あり）

講習料：25万円（一括納入）または回数券（7回券3万円）
臨時受講料（治療代）：1時間（1単位）当たり5000円

講習のみは受講証明書を発行し、単位取得者には資格免状授与します。独立開業まで責任指導いたします。

野口ソフトカイロ整体院ご案内

当院の治療は根本療法でその特色は次の三つです。

●安全：ソフトな手技で危険性、副作用等は一切ありません。

●無痛：ソフトな全身療法で全然痛くなく、むしろ気持ちの良いものです。

●効果：最新式かつ独特のソフトカイロ療法で、効き目抜群です。さらに、治療の前に全身を温めますので心身ともにリラックスします。お年寄りから幼児まで、どなたでも安心して受けられます。

●低料金で長時間の治療

初診料（1回目のみ）￥2000

ソフトカイロ療法￥5000

回数券（7回分）￥30000

※週1回の治療で平均7回くらいで完治していますので、お得な回数券を用意しました。これはまた、あなたの大切な人に贈る健康のプレゼントとしても是非ご利用ください。

●完全予約制：予約電話　03-3643-0559

前もってあなただけの十分な時間が確保できますので、毎日スケジュールに追われる忙しい人には最適です。

予約時間　9AM〜7PM

診療時間　10AM〜7PM

※休診日・水曜日。なお、土、日、祭日はオープンしていますので、電話で予約をしてください。

●野口ソフトカイロ整体院の所在地

〒135-0047　東京都江東区富岡2-7-7矢野第6ビル102

営団地下鉄東西線門前仲町駅下車（1番出口）徒歩5分

富岡八幡宮のすぐ近くです。

院長 野口泰男（医学博士）

Tel. 03-3643-0559

Fax. 03-3643-0563

●野口ソフトカイロ整体院

Eメールアドレス　yanoguch@d1.dion.ne.jp

ホームページURL　http://www.d1.dion.ne.jp/~yanoguch

参考資料

自己健康体型診断表

自己健康体型診断表

＿＿＿＿＿＿＿＿＿＿ 殿　　　　平成　　年　　月　　日

野口ソフトカイロ整体院

下記の各症状に該当する処があれば下線を引いてください。

最近疲れ易い、身体がだるい、頭が痛い、耳鳴りがする、視力が衰えてきた、時々めまいがする、肩が凝る、腰が痛い、時々膝が痛くなる、指がしびれる、内臓の持病がある（　　　　　）、血圧が高い、血圧が低い、冷え症である、生理痛がある、痔が悪い、便秘がちだ、其の他（　　　　　　）、現在治療中（　　　　　　）。

	A	B	C
1）椅子に座って脚を組む時	□左脚を上に	□右脚を上に	□どちらか不明
2）正座した時爪先は	□　〃	□　〃	□　〃
3）正座から立上がる時	□左脚から	□右脚から	□　〃
4）立て膝をする時	□右脚を立てる	□左脚を立てる	□　〃
5）横座りをする時脚は	□右側に出す	□左側に出す	□　〃
6）あぐらをかく時	□左脚を中に組む	□右脚を中に組む	□　〃
7）階段、ｴｽｶﾚｰﾀｰ の昇降は	□左脚から	□右脚から	□　〃
8）靴底の減り具合は	□左外側が減る	□右外側が減る	□　〃
9）靴べらを使う時	□左内側（右外側）	□右内側（左外側）	□　〃
10）階段でつまずく脚は	□左脚が多い	□右脚が多い	□　〃
11）急に後ろを見る時顔は	□右から	□左から	□　〃
12）寝る時の主な姿勢は	□右側を下にする	□左側を下にする	□　〃
13）唇の左右の端の位置は	□右が上がる	□左が上がる	□　〃
14）ﾍﾞﾙﾄ、ｽｶｰﾄの上端の線は	□左が高い	□右が高い	□　〃
15）顔が傾いている（写真）	□左側に	□右側に	□　〃
16）眼の左右の大きさは	□左眼が大きい	□右眼が大きい	□　〃
17）足のサイズが違う	□左足が大きい	□右足が大きい	□　〃
18）おヘソの位置は中心より	□右寄り	□左寄り	□　〃
19）上着の着脱は	□右手から入れて 左から脱ぐ	□左手から入れて 右から脱ぐ	□ 〃
20）ｽﾞﾎﾞﾝ、ｽｶｰﾄの着脱は	□左脚からはき 右脚から脱ぐ	□右脚からはき 左脚から脱ぐ	□ 〃

採点合計：A＿＿ B＿＿ C＿＿

診断結果　L型　R型　S型

Aが１０以上はL型　既に消化器系、泌尿器系、生殖器系の疾患があるか、又は今後にその恐れあり。

Bが１０以上はR型　既に呼吸器系、循環器系の疾患があるか、今後に恐れあり。

Cが１０以上はS型　ＬＲ混合、第３期症状となり両方の症状が交互に出る慢性病。

以上

診断記録書（カルテ）

診断記録表

氏名：＿＿＿＿＿＿＿＿＿＿＿＿＿　性別：　男・女　　年令：＿＿＿　才

住所：＿＿＿＿＿＿＿＿＿＿＿＿＿＿＿＿　電話：＿＿＿＿＿＿＿＿＿

生年月日：明大昭平　＿＿年＿＿月＿＿日　　身長＿＿＿cm　体重＿＿＿kg

勤務先（職業）＿＿＿＿＿＿＿＿＿＿＿＿＿＿　電話：＿＿＿＿＿＿＿＿＿

- -

下記の質問にお答えください

1）当院をどうしてお知りになりましたか？（紹介者氏名：＿＿＿＿＿＿＿＿）

紹介☐　その他☐：＿＿＿＿＿＿＿＿＿＿＿＿＿＿＿＿

2）どうしましたか？現在具合の悪い処や痛いところをお書き下さい。

＿＿＿＿＿＿＿＿＿＿＿＿＿＿＿＿＿＿＿＿＿＿＿＿＿＿＿＿＿＿＿＿＿

＿＿＿＿＿＿＿＿＿＿＿＿＿＿＿＿＿＿＿＿＿＿＿＿＿＿＿＿＿＿＿＿＿

a：いつ頃からですか？　　年　　月頃（　　日前から：　　週間前から）

b：現在治療中ですか？　　はい☐　　いいえ☐

c：過去の事故や手術について：交通事故☐　骨折☐　転落事故☐　手術☐

手術の内容：＿＿＿＿＿＿＿＿＿＿＿＿＿＿＿＿＿＿＿＿＿

3）嗜好品：　たばこ（＿＿本／日）酒／ﾋﾞｰﾙ（＿＿本／日）ｺｰﾋｰ（＿＿杯／日）

4）下記の諸疾患のうち、過去に経験のあるものに　√印　を付け、現在具合が悪い処や治療中の病気には　下線　を引いてください。

☐心臓疾患	☐頭痛	☐胃腸病	☐神経痛	☐前立腺
☐高血圧	☐めまい	☐肝臓病	☐関節痛	☐婦人科疾患
☐低血圧	☐耳鳴り	☐腎臓病	☐ﾍﾙﾆｱ	☐膀胱炎
☐気管支炎	☐ぜん息	☐糖尿病	☐肩こり	☐生理痛
☐眼科	☐不眠症	☐結核	☐腰痛	☐痔疾
☐歯科	☐冷え症	☐便秘	☐背部痛	☐ｱﾚﾙｷﾞｰ/ｱﾄﾋﾟｰ症
☐耳鼻科	☐過労	☐下痢	☐精力減退	☐その他（　　）

国際カイロプラクティック師協議会ご案内

事務局：電話　03-3419-8888

Eメール　aicp@chiro.gr.jp

ホームページ　http://www.chiro.gr.jp

目　　的：カイロプラクター、整体師等、治療家の社会的地位の向上、研修会等による新技術の提供、会員相互の親睦、意識の高揚や独自の資格認定制度の実施を図り、会員の共存共栄を図る。

会員構成：メディカルドクター、カイロプラクター、整体師、鍼灸師、療術師按摩、マッサージ師　その他

現在会員は下記の系列組織を加えて全国ネットの大組織に成長中。

各種制度：賠償保険、各種技術セミナー、協議会資格認定、米国バリントン大学各種学部入学および卒業資格取得制度(カイロプラクター、博士課程あり)。

重点活動：当協議会は本年創立十周年を機に、カイロプラク

ター業界のさらなる発展のため、組織拡大を図り一致団結して法制化へのアプローチを開始中。

系列組織：中国・西洋結合医学会

日中友好国術協議会

国際足反射技術協議会

あとがき

私の開発した治療法を公開することで、一人でも多くの人が病気から解放され健康で幸福な人生を送ることができればという私の切なる願いを実現すべく、昨年より原稿を書き始めたのですがなかなか筆が進みませんでした。本を書くということがいかに大変なことか思い知りました。

毎日の仕事に追われるうちに何度も決心が鈍りましたが、その都度思いがけずいろんな方々より励ましやら、催促のお言葉をいただいた結果、当初の予定の6月（私の72才の誕生月）よりは遅れましたが、おかげさまで21世紀には間に合いました。本当にありがとうございました。

特に私の治療法の生みの親でもある礒谷圭秀先生より激励の電話をいただいた時は、私にとっての最高の励ましとなりました。また私の所属する「国際カイロプラクティック師協議会」の金地芳明会長をはじめ、たくさんの関係者や患者の皆さんの励ましは私を大いに元気づけてくれました。

さらに「はる書房」社長の古川弘典さんに

は私の患者として治療を体験していただき健康回復を図られながら色々と本の内容についても親身にご指導をいただきまして心からお礼申し上げます。また編集担当の佐久間章仁さんにもお世話になりました。重ねてお礼申し上げます。

その他エッソサロン（エッソの仲間がEメールを通じて交流する全国ネットワークの広場）、80会（元気で80才以上を目指すという旧友の集まり）、古今亭菊千代（私の娘で落語家）の後援会（土井たか子名誉会長）等のメンバー各位からも励ましの言葉をいただき意を強くした次第です。

そしてまた、どうしても文章や内容が固いところを、素晴らしいタッチで可愛いマスコットレデイーや私の似顔絵そして楽しいイラスト等で飾ってくださった森本美和さんに心から感謝します。

以上の皆さんのご協力により、お役に立つ内容のある立派な本が出来上がったと自信を強くしている次第です。どうぞ皆様の健康と幸福のために是非活用していただけますようお願い申し上げます。

医学博士 野口泰男

著者紹介

野口泰男　1928年（昭和３年）６月２日生

職業

野口ソフトカイロ整体院院長／医学博士

所属

国際カイロプラクティック師協議会

著書

『21世紀の健康管理法はこれだ！』

『健康で長寿を保つ秘訣「予防治療」』

学歴／職歴／資格その他

茨城県立竜ケ崎中学　早稲田大学第一法学部

エッソ石油（株）定年退職

東京ランゲージスクール（日本語教師）

ナショナル整体専門学院（カイロドクター／整体師）

礒谷式力学療法学院（法術師正師範）

アメリカ／カナダ（短期留学および研修）

パシフィックウエスターン大学（医学博士）

家族

古今亭菊千代（落語家）長女

顧問

国際カイロプラクティック師協議会

中国・西洋結合医学会

日中友好国術協議会

国際足反射技術協議会

〈野口式〉ソフトカイロ療法
—あなたもできるやさしい治療マニュアル—

2000年11月25日初版第1刷発行

©著　者　野口泰男

発行所　株式会社　はる書房

〒101-0065　東京都千代田区西神田1-3-14根木ビル
TEL 03-3293-8549/FAX 03-3293-8558
振替 00110-6-33327

印刷／中央精版印刷　ブックデザイン・組版／Studio f
ISBN4-89984-08-X　C0077

ひまわりシステムのまちづくり　—進化する社会システム—　**日本·地域と科学の出会い館編**

日本ゼロ分のイチ村おこし運動とは何か？——郵便局と自治体が手を組み、農協、公立病院、開業医、警察の協力を得て、お年寄りに思いやりの郵便・巡回サービス、ひまわりシステム事業を生むなど、鳥取県八頭(やず)郡智頭(ちづ)町で展開されている、地域おこしの目覚ましい成果はいかにして可能になったか。Ａ５判並製・278頁　■本体2000円

キャラバン風紀行　—“ボランティア”を超えたぼらんてぃあ的生き方—　**風人の会編／日本青年奉仕協会協力**

もう一つの日本地図を求めて、一年間ボランティアという活動を経験した若者たちが、北海道から沖縄まで３ヵ月間のキャラバンで、さまざまな活動先を再訪した。読者が気軽に訪ねられる新しい生き方の旅ガイドブック。Ａ５判並製・248頁　■本体1700円

身体障害者の見た　知的障害をもつ人たちの世界　**江口正彦**

自身が難病の特発性大腿骨骨頭壊死症を患いながらも、重度知的障害者更生施設で水泳ボランティアとして活動する。ボランティア活動が生み出すこころの癒し、共生の感覚を実感してゆく日々を丹念に記録。四六判並製・208頁　■本体1553円

医師との対話　—これからの移植医療を考えるために—　**トリオ・ジャパン編集**

海外での移植を選択した３組の家族がそれぞれ医療の現場で体験した悩みや不安、医師との関わり方の難しさ、あるいは「医療」そのものに対する思いを、医師へのインタビューのなかで自ら問題提起しつつ明らかにしていく。医師との「対話」の中に、日本の医療の明日が見える。Ａ５判並製・352頁　■本体2400円

移植者として伝えたいこと　—腎移植者13人の移植体験—　**日本移植者協議会編**

移植者が自らの体験を座談会や手記の形で語る。移植がもたらしたプラス面だけでなく、移植前後のさまざまな不安あるいは疑問（ドナーのこと、術後の拒絶反応や医療費の問題など）すべてに答える。四六判並製・256頁　■本体1553円

阪神大震災に学ぶ　医療と人の危機管理　**内藤秀宗編著**

大災害発生から３日間を乗り切るための対策や地震に強い病院づくりなどを具体的に記しているほか、病院機能が軒並み低下するなか患者の救護を続けた医師や看護婦らの悲しみや恐怖などの「本音」も手記の形で多数収録。Ａ５判並製・256頁　■本体2427円

医療を変えるのは誰か？　—医師たちの選択—　**高瀬義昌編著**

30—40代の医師たち６人が、これまで医療の現場で経験したことや、日常の中で今感じていること、医療に携わる者としてのこだわりなどについて語る。そこには、様々な葛藤や挫折を乗り越えて、ひとりの人間として成長していく過程が率直に描かれている。四六判上製・352頁　■本体2200円

ビデオジャーナリズム入門　―８ミリビデオがメディアをかえる―　**野中章弘／横浜市海外交流協会共編**

ニュースからドキュメンタリーまで、小型のビデオカメラをもった“ビデオジャーナリスト”たちの活躍を伝えると同時に、いわゆる「市民ビデオ」の可能性にも焦点をあてる。市民によるドキュメンタリー制作の方法と、その作品を紹介。Ａ５判並製・328頁　■本体1942円

メガネの事典　―あるいはメガネの文化誌―　**アストリッド・ヴィトルズ著／野崎三郎訳**

なぜメガネは13世紀末を待たなければ出現しなかったのか。本書は私たちにとって身近なこのオブジェの歴史および象徴的意味合いについて、考えるヒントを与えてくれる。メガネ誕生にまつわる秘密から、最近の医学的事柄まで、53の項目で読み解く、メガネの文化誌。四六判上製・328頁　■本体2300円

画文集　合掌童子の世界　**佐久間顕一**

祈りを捧げる童子の姿。温かく、清らかで、けがれない純真無垢な心のまま、ほとけの意志のままに生れた「合掌童子」。その無限の“祈り”と“美”の世界へ。四六判上製・88頁・絵46・写真４　■本体1165円

合掌童子50話　―佐久間顕一随筆集―　**佐久間顕一**

1972年から20年以上にわたり、〝友の会〟の会員向けに出された通信より珠玉のエッセーを精選。芸術に関する話題や宗教的体験、自らの人生を省みつつ語る様々な善き人々との「出会い」と「別れ」など、合掌童子の絵に込められた思いを50の話に託す。四六判上製・344頁　■本体1700円

画集　ＵＲＢＡＮ　ＧＲＡＦＦＩＴＩ　―病める心の都市風景―　**澤柳義晴**

“死ぬ”こともできない、さりとて“生きる”こともできない……30数年来、精神的な病に苦しみながら、都市に生き、棲まう者としての実感を、建築家あるいは画家としての独自の視点で描く。地球の表面に描かれた「落書き（グラフィティ）」のような存在である都市の行方は？　Ａ４判並製・128頁・オールカラー（絵画作品86点／写真21点）　■本体3000円

前衛歌人と呼ばれるまで　――歌人の回想（メモワール）―　**岡井　隆**

前衛歌人がなんであるのか、写実派の手法とはなんであるのか、戦後史の現実を知らない若い人たちのことを思って、時代的な背景についても、調べたり、記憶の底をはたいたりして、書いた。『短歌往来』連続20回分を収録。**ながらみ書房刊**。四六判上製・212頁■本体2136円

前衛短歌運動の渦中で　**岡井　隆**

本書は、『一歌人の回想（メモワール）』の第二巻にあたり、前著『前衛歌人と呼ばれるまで』に続いて「前衛短歌運動」と呼ばれる時期をあつかつている。今の歌界を眺めながら書き、自分自身の現在の作品や評論や研究のあり方と関係づけながら書くことになった。……（「あとがき」より）／**ながらみ書房刊**。四六判上製・232頁　■本体2300円